FASCIA

What it is and why it matters

筋膜

它是什么，何以重要

编 著 〔美〕大卫·莱森达克（David Lesondak）
译 者 李 哲 付 媛 宋子凡 龚 炜

HANDSPRING PUBLISHING
北京科学技术出版社

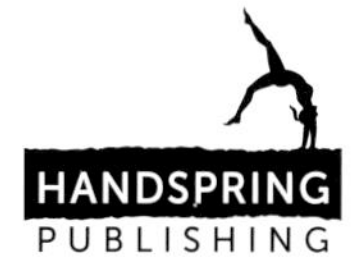

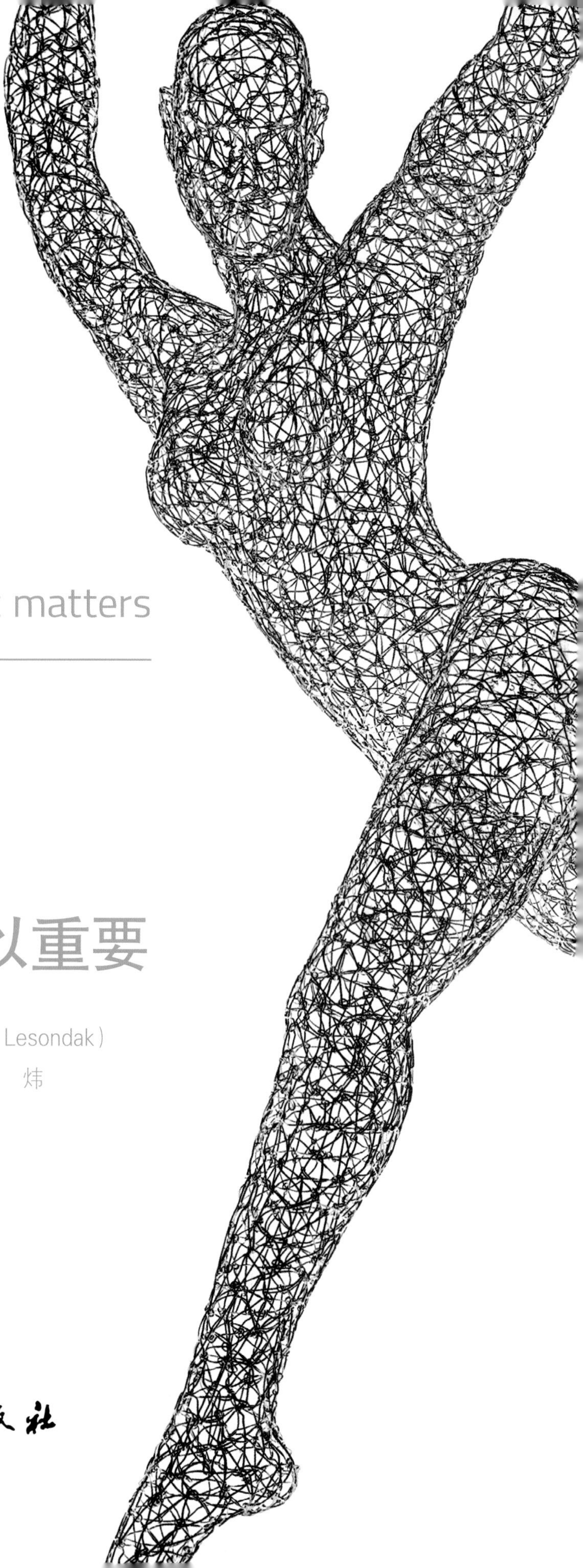

First published in English under the title FASCIA: What it is and why it matters by David Lesondak, 1st by Handspring Publishing Ltd.

著作权合同登记号　图字：01-2018-2869

图书在版编目（CIP）数据

筋膜：它是什么，何以重要 /（美）大卫·莱森达克 (David Lesondak) 编著；李哲等译．— 北京：北京科学技术出版社，2019.10 （2023.2 重印）

书名原文：Fascia：What it is and why it matters

ISBN 978-7-5714-0320-1

Ⅰ．①筋… Ⅱ．①大… ②李… Ⅲ．①筋膜—基本知识 Ⅳ．① R322.7

中国版本图书馆 CIP 数据核字（2019）第 100070 号

责任编辑：宋　玥
责任校对：贾　荣
责任印制：吕　越
图文设计：创世禧图文
出 版 人：曾庆宇
出版发行：北京科学技术出版社
社　　址：北京西直门南大街 16 号
邮政编码：100035
电话传真：0086-10-66135495（总编室）
　　　　　0086-10-66113227（发行部）
网　　址：www.bkydw.cn
经　　销：新华书店
印　　刷：北京宝隆世纪印刷有限公司
开　　本：787mm × 1092mm　1/16
字　　数：180 千字
印　　张：10.25
版　　次：2019 年 10 月第 1 版
印　　次：2023 年 2 月第 4 次印刷
ISBN 978-7-5714-0320-1 / R·2636
定　　价：89.00 元

序言一

传媒界伟人 Marshall McLuhan 的儿子 Eric McLuhan 在 20 世纪 70 年代教会了我快速阅读，让我受益匪浅，至今仍对此心存感激。但是，他的开场白却是：“你是更乐意花 45 分钟去阅读一本书的梗概，还是与作者进行一番交谈？”几乎每个人都会选择后者。

我本人可以保证，David Lesondak 是一位极具才华和魅力的谈话高手。阅读这本书就像在与他本人交谈一样——感受他奇异的叙事风格和幽默感。他的兴趣爱好十分广泛，涉及各个方面。David 擅长用通俗易懂的语言解释复杂的理念，同时又不会降低其科学性和严谨性。

你可以把这本书带回家，并像享受一顿大餐或者一块小点心一样去品味它，这两种方式都会给你的大脑带来可口且有营养的“食物”。此外，本书中关于筋膜的科学信息是准确且最新的，这有益于知识的更新。

于我而言，我十分荣幸能以学生、同事及老师的身份认识 David 超过 10 年之久。这本书十分精确地展现出了他所做贡献的核心内容和他高远的眼界，以及他富有感染力的热情。

托马斯·W. 迈尔斯

（Thomas W. Myers，《解剖列车》作者）

美国缅因州克拉克湾

2017 年 6 月

序言二

2010 年，当我邀请 David 帮忙录制第一届筋膜研究暑期学校的教学情况的视频时，我不知道我的所作所为意味着什么。我想他也是。

虽然我们只是在几年前见过一面，但在随后的 7 年里，每一次我在重要会议上转过身时，David 就在那里——在他的镜头后面，捕捉所有的瞬间，然后一丝不苟地精心编辑讲课内容，以求达到最大程度的清晰度。

我逐渐意识到，在摄像机背后，有一个非常敏锐的头脑，以一种非常独特的方式将理论和思想整合在一起，我们分享了许多对话和教学内容。这一点在他提出的许多有见地的问题中表现得非常明显。他经常对我们的主讲嘉宾进行个人访谈，同时他也积极地参与许多关于有效科学会议的讨论。David 对于筋膜研究领域的知识水平以及他在这个领域的想法给我留下了深刻的印象，于是我们邀请他在乌尔姆大学两年一度的筋膜研究暑期学校做演讲。他的娴熟技术和才华令我吃惊，并给我留下了深刻的印象。

所以我猜想，你在读他的书时也会大吃一惊。无论是对奇妙的筋膜世界一无所知的新人，还是像我这样的有经验的人，都会从中发现一些有新意的想法、图片及无可挑剔的科学解释。他的写作方式既富有启发性，又令人难忘。与此同时，在你需要进行深入研究时，这本书可以作为一个宝贵的参考。

这是一部真正的杰作。它引导读者展开一段有趣的旅程，从一个外行的角度和一个临床医师的角度来认识筋膜。我想我一定会请求 David 允许我在将来的教学和写作中使用他的这些优美的、令人印象深刻的插图、概念和创造性的类比。我确信，在国际会议上，David 将不再只是站在"摄像机背后"，他还会站在镜头前。他要分享的内容实在是太好了，不容错过。

也许是因为我自己的职业经历，我最喜欢的事情之一就是看到一位临床医师从"治疗领域"转向"科学领域"。当我第一次见到 David 时，我就曾猜想他可能就是那样的临床医师之一，但我从来没想到 10 年后我会读到他的这样一本书。

我迫不及待地想看看他在接下来的 10 年里还会做些什么。我将会是第一个等待的人。

罗伯特·施莱普

（Robert Schleip，《筋膜健身》作者）

德国慕尼黑

2017 年 6 月

前　言

“总有一天我要写一本书”，我们之中有多少人曾在脑海中闪现过这种念头？我想大多数人，包括我自己，都曾有过这样的想法。

很多人告诉我，我做过的事情是多么成功，我拥有多么了不起的成就，但是我的内心却没有那种感觉。

写一本书，这是一种彻头彻尾的快乐。当然，也有一些时刻……我想说的那些时刻，似乎比我的大脑所能容纳的要多得多，然后这些时刻必须通过我的大脑，并通过手写形成文字。写作是一个机械过程，也是一个大脑思考的过程，它是“既 / 又”——有点像筋膜。

所以，当我思考自己为何会写这本书的时候，我总是会回想到一件事和四个人。

具体是什么事情呢？

我的患者希望我能为他们的慢性疼痛寻找出路，而我想为他们找到更可靠的解决办法，这引导我来到了筋膜的世界，而这个世界最终变成了一个完整的内在宇宙。

在临床实践的背后，科学正在逐步形成并诞生，而我有幸见证了这个过程。我们都迈出了作为研究人员和临床医师的第一步，尽管只是第一步，但这也足以令人高兴。

有时候，科学不仅提供了诱人的答案，同时也会产生更多诱人的联系和问题。总的来说，我们都会因为发现了一些特别的事物而备受鼓舞。这些事物，比如筋膜、结缔组织，它们如此特别，却又如此普遍，以至于被忽视了，因为它们看起来就像水对于鱼和空气对于哺乳动物那样自然。

自 2007 年以来，我一直在对筋膜会议进行视频录制和视频编辑，探索筋膜相关技术，并从潜在的临床科学应用中推断出一些新的方法以改善和促进我的患者的治疗效果。

我很高兴能通过这本书把我所取得的成果展现给大家。

现在，应该说说那四个人。

第一位是我五年级的科学老师。他告诉我，我们只用了大脑的 10%。在当时，这对我来说并不意味着什么，但在那一刻，我决心使用 10% 以上的大脑，我要尽可能多地去开发我的大脑。我的意思是，导致只用 10% 的大脑这一现象有其他的原因吗？（详见第 5 章。）

第二位是我二年级时遇到的一位裁缝。那是我第一次参加圣餐仪式，为了那个特殊的日子，我去请裁缝为我的裤子扦边。当裁缝在量尺寸并准备把褶边固定住的时候，他说我的一条腿比另一条腿长。这句话让我深感不安。于是我告诉他，我想我一定是出了什么问题。“别担心，”他漫不经心地说，“这很正常，每个人都是这样的。”

他的安慰对我来说没有任何意义。这个问题一直困扰着我，这怎么可能是正常的呢？我将这个问题的答案放在了第 1、第 2、第 3、第 7 章。

最后要提及的是我的父母。

我父亲在匹兹堡的钢铁厂工作。他是一位铆工，他工作很努力——非常努力——而且经常用双手各握一把铆钉枪来按时完成工作。他为自己参与建设的桥梁感到自豪，并且经常在周日开车路过时指给我看。同时他也是一个赌徒（但这与本书并不相关）。

当父亲在工厂里辛苦工作一天后回到家，我经常会看到母亲用棉球蘸上酒精，擦洗父亲的背部，把砂砾和灰尘清理出来。在某种程度上，这也是在按摩身体组织——母亲为父亲的神经系统提供了一种不同的刺激。我当时根本不明白这些。母亲只是告诉我：“他的背部在喝酒。”尽管如此，这也足以让父亲感觉好很多。从那以后，我开始把触感和幸福感联系起来。

在我焦躁不安、睡不着的时候，我的母亲也经常用类似的方法来对我进行按摩，但通常不用酒精。她经常像在我儿时那样对我唱歌，而且通常是这样的：

“哦，脚骨连着踝骨，

踝骨连着小腿骨，

小腿骨连着大腿骨，

大腿骨连着髋骨……”

就这样，她一直沿着我的身体向上按摩。我从未厌倦这种“仪式”，现在我甚至怀疑有时我是不是因为太享受这个过程而故意变得焦躁。

所以在我很小的时候，我就知道这一切都是有联系的。现在，我长大了，让我来告诉大家要怎么做。

我们的旅程从此处开始……

大卫·莱森达克（David Lesondak）

美国宾夕法尼亚州匹兹堡

2017 年 3 月

致 谢

Jean-Claude Guimberteau 告诉我，写书永远是一种个人冒险，“是个人经历的成果总结，也是出于一种分享的欲望”。事实的确如此，非常感谢你，Jean-Claude，谢谢你如此慷慨大方。

事实上，如果没有众人的帮助，这些经历和冒险永远不会发生。

首先，感谢每一位患者。正是因为你们想要了解身体内到底发生了什么而来就诊，而这恰恰激起了我更深层次的好奇心。同样，我要感谢每一位学生，能为你们授课是我的荣幸。你们的提问不断激励着我去寻找更清楚的解释。

感谢 Kerma Stanton 和我的第一位健身教练 Earl Timberlake，以及我的瑜伽老师们：“黑带”Kate（1985 年）、Joyce Tillotson、Donna Dyer、Kim Phillips、Monique Richards、Max Strom 和 Kendell Romanelli。你们把身体练得那么好，同时带给我的思考比你们知道的更多。

感谢 Brenda Weisner，他让学校变得可以忍受，并成了我的一位伟大死党。感谢 Philip Newstead，他是一位很好的学习伙伴。同时也要感谢 Kana Moll，感谢她的优雅和令人惊艳的语言表达能力。

感谢 Gary Vlachos 给了我第一份工作；也感谢 Betty Kargocos 对我以诚相待，并把很多人介绍给我（还送给我一本《解剖列车》）！感谢 Phil Harris，他是我多年来的合作伙伴，同时也是一位非常善良和宽容的朋友。

感谢 Richard Finn，一位绅士、学者和大师，感谢你引我入门，给了我学习解剖学的机会。是你的指导和帮助，让我学得越来越好。还有 Carol Finn，她总是让我开怀大笑，也总会提出一些绝妙却又令人费解的问题。

很多的爱和感激之情都要献给 Simone Lindner，因为你总是在背后支持我。而 Carrie Gaynor 则为我创造了空间，这让我非常感激。感谢 Jenny Otto，在一些重要活动中，她总是不辞辛苦地举着梯子和相机，并最终成为一名出色的视频摄像助理。

感谢匹兹堡大学医学中心的整合医学团队。能成为其中的一员是我的荣幸。感谢大家的支持，特别是 2016 年在我写这本书的时候。感谢你们为我打开了通往更广阔的整合医学世界的大门，让我感觉就像在家里一样。同样，我要感谢 Bern Bernacke 医师，没有你的指导和坚持，这本书不可能出版。感谢 Gary Chimes、Neilly Buckalew 和 Eric Helm，在过去的几年里，与你们的合作非常愉快。

非常感谢 Bibiana Badenes 带我来到了美丽的贝尼卡西姆。这是整个写作过程中最美好的一部分。

感谢 Werner Klingler 的热情和关心。感谢 Ann 和 Chris Frederick 在德国的那次火车之旅。感谢我在英国的哥哥 Gary Carter。期待下次见面，我亲爱的朋友们！

感谢 PJ O'Clair，和你在一起的感觉实在太棒了。我希望我们今后能有更多的冒险活动。你是最棒的伙伴！

感谢我的姐姐 Leslie 对我选择的职业所给予的所有的爱、支持和热情。特别感谢她帮忙做记录和整理大纲，这些工作帮助我完成了此书。

感谢 Handspring 出版公司的团队：感谢 Andrew 邀请我编写此书，感谢 Sarena 的耐心和信任，感谢 Sally 对细节一丝不苟地完善，还要感谢 Mary、Hilary、Martin、Morven 和 Bruce 令人欣赏的专业精神——每一位初出茅庐的作者都要庆幸拥有如此美好的专业团队。

感谢 Heidi Patterson（又名 Chanandler Bung），他是一位杰出的图书管理员，也是我的好朋友。他正像 Neil Gaiman 所说的那样："谷歌可以给你带来 10 万个答案，而一位图书管理员能给你提供一个正确的答案。"

当然也要感谢谷歌（浏览器），感谢你在凌晨 2 点的时候还能陪伴我，因为那时候我不能打电话给 Heidi。她真的不喜欢那样的事情。

我要向我的生活伴侣 Coletta Perry 表达无限的感激，在过去的 23 年里，她一直在教我关于"both/and"（既 / 又）。她曾这样告诉我："如果你要写一本关于筋膜的书，你就必须说出它是什么，以及它为什么很重要。"

最后，感谢 Thomas W. Myers 为我指引了道路，感谢 Robert Schleip 带我攀登高峰，还有 Tom Findley 教会了我如何重回平地。

目　录

第1章　筋膜：活的组织和系统

“经验告诉我们，医学领域内新的基本认知，需要几年或几十年才能成为医师的共识。”

“此外，任何揭示线性或偶然关系的知识体系都比揭示多维关系的知识体系更容易被理解和分类。”

——Gisela Draczynski

筋膜的一个不那么简单的定义

2015 年 9 月 17 日，发生了一件大事：应国际解剖学工作者协会联合会（International Federation of Associations of Anatomists，IFAA）的要求，筋膜研究协会的命名委员会终于就筋膜的解剖学定义达成了共识。

IFAA 负责维护解剖学术语，它为人体解剖学术语提供国际标准。或许这可能有点夸张，但是曾经有一段时间，大约有 5 万种不同的术语来表述人体的 5000 余种结构（Adstrum，2014）。在这种情况下，IFAA 扮演着一个重要的角色。考虑到“筋膜”一词已经被广泛使用，IFAA 意识到有必要向该领域的世界专家咨询，给筋膜下一个新的标准定义。

因此，2015 年 9 月 18 日，在第四届国际筋膜研究大会上，Carla Stecco 博士向 700 多名参会者提出了筋膜的新的医学定义：“筋膜可以是一个鞘，一个薄片，或其他任何可以在皮下形成的结缔组织的集合体，从而连接、包裹和分隔肌肉及内部器官”（Stecco，2015）。

对于这一结果，有人失望，有人认为很伟大，也有人认为新的定义具有争议性。在这样一个难以达成共识的世界里，为什么这一突破不能被全体成员认可呢？

也许是因为在 2007 年第一届国际筋膜研究大会上，Robert Schleip 和 Thomas Findley 定义了筋膜，内容如下：

“筋膜是广泛分布于人体内的结缔组织系统的软组织成分，形成了全身三维支撑结构的连续性基质。它渗透并包围所有器官、肌肉、骨骼和神经纤维，为机体系统的功能创造了一个独特的环境。我们对筋膜的定义范围和对筋膜的兴趣延伸到所有的纤维结缔组织，包括腱膜、韧带、肌

腱、支持带、关节囊、器官和血管膜……”（Findley & Schleip，2007）

现在你知道为什么有些参会者感到失望了吧。这样一个完整的组织——有些人将筋膜称为“形式器官（the organ of form）”（Varela & Frenk，1987；Garfin et al.，1981），怎么会被这样一个狭隘的定义所限制呢？

如果一个人对筋膜的兴趣来自于单纯的组织学或形态学的组织和结构的角度，那么他可能得出一个非常狭隘的定义。但如果一个人对筋膜的兴趣出自更具功能性或者感性的角度，而且他还对筋膜的运转方式感到好奇的话，那么一个更广泛的定义是非常有必要的。筋膜既是一种组织，又是一种系统，具有某些特性和功能，但是这些内容在 IFAA 的新定义中几乎没有被提及。

据说，IFAA 不久将会发布第二个定义——筋膜系统的定义（Stecco & Schleip，2016），这一定义将不同于 2015 年 9 月提出的定义。我猜想，对那些对 2015 年的定义感到失望的人来说，这将会更加令人感到愉悦和兴奋。

与此同时，我们必须从某一点展开对筋膜的介绍。因此，让我们从理解筋膜开始：筋膜——体内一种最普遍的，或许也是最常被误解的组织。

筋膜 101

在任何时候，我们都应当牢记于心的最重要的一点是：筋膜网络是贯穿于全身的一个连续性结构。解剖学与康复学教授 Andry Vleeming 曾经说过：“筋膜是你的软骨架。”（Vleeming，2011）

当然，我会使用特定的术语和有明确定义的结构（如肠系膜、三角肌等）来阐释，但是我也会从图谱结构方面去描述它，这样我就能知道筋膜在图谱上的位置。就人体而言，筋膜是一种复杂的、整体的、能够自我调节的器官。很明显，它可以被解剖成碎片来研究，但在本质上，它的完整性不亚于皮肤。皮肤有多少块或多少部分？筋膜亦是如此。

筋膜无处不在——几乎分布在身体的各个部位，让人很难用任何有用的方式去描绘它。随着最近超声和计算机辅助成像技术的创新和发展，包括 3D 打印技术的进步，在不久的将来，我们可能会获得一个完全清晰的筋膜网络图像。

“筋膜无所不在”也意味着，筋膜确实是相互连接的，因此它属于“结缔组织”（这个术语经常和“筋膜”交替使用）。另外，关于结缔组织还有一个能引起共鸣的德语单词“bindgewebe”，这个词让我想到“结合网络”之意，因此我们由这个词得到“筋膜网络”一词。请注意，在本书中，我

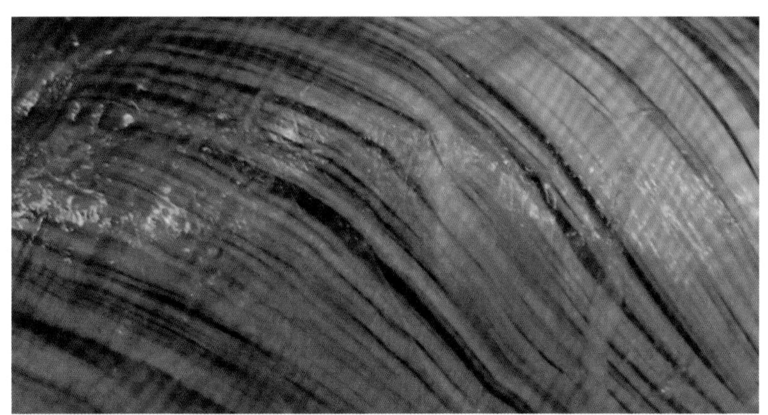

图1.1
这是一幅未经防腐处理的尸体肌肉周围的筋膜特写图（经Thomas Myers许可转载）

们将交替使用“筋膜网”“筋膜网络”和“筋膜系统”这样的表述，以避免术语疲劳。

你可以想象一种银白色的材料（图1.1），它是一种灵活而结实的物质，并且包围和渗透到每一块肌肉，覆盖每一块骨骼、每一个器官，甚至每一根神经。筋膜把所有的组织分隔开，同时又将其相互连接。然而直到最近，筋膜还被认为是一种迟钝、无生命的组织（Schleip，2005；Schleip et al.，2006）。欢迎认识筋膜和筋膜网。

现在我们已对筋膜的结构有了清晰的认识，下面让我们做一下人类喜欢做的事情：把它拆开，看看它是如何工作的。别担心，我们会把它重新组合在一起，希望没有剩余的部分。

很多人曾尝试对筋膜进行更广义的分类。一个常见的分类方法是将四肢筋膜与背部筋膜和躯干筋膜相区分。另一个有意义的尝试（Kumka & Bonar，2012）是将筋膜组织分为4个功能类别：串联、成束、压缩和分离。这个想法很有趣，但一旦将其应用于筋膜领域时，你就会发现这种分类变得很复杂。

所以，为了使筋膜的类别更有关联，我们根据位置将筋膜分为4类。

浅筋膜

浅筋膜层通常被描述为疏松结缔组织的纤维层。因为其组织结构不够强韧且没有规则，所以较为松散。这一层也经常被称为“蜂窝（areolar）”组织，这可能会让人感到困惑，直到你意识到“areolar”来自于拉丁语的“area（区域）”，才明白其意思为“开放的地方”。所以浅筋膜也被称为表层筋膜。

浅筋膜是皮下表层脂肪组织下方的筋膜层（图1.2）。它是纤维性结构，但是具有很大的弹性，并且其脂肪含量不同。它将

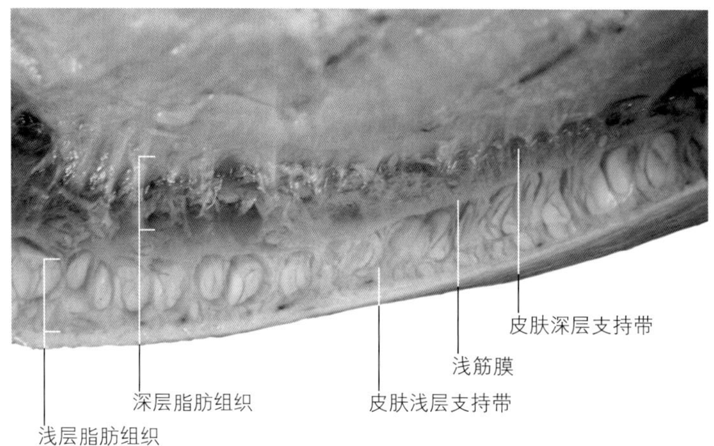

图1.2
浅筋膜层
（经Carla Stecco许可转载）

皮肤和肌肉分隔开，从而允许两者进行彼此间正常的滑动。浅筋膜参与温度的调节、循环功能和淋巴回流。它也与深筋膜相连。

深筋膜

深筋膜是一层覆盖在肌肉上的、致密的、排列有序的纤维层。屠夫和猎人称其为“银色皮肤”，也是有充分理由的（图1.3）。深筋膜是人体的“紧身衣”，最内层的部分会剥离并形成一个个独立的“口袋”，包绕在每块肌肉上，从而使所有的结构都分隔开，但又相互联系，并在健康的筋膜之间相互滑动。深筋膜中，包绕在肌肉表面的部分被称为肌外膜，覆盖在肌群表面宽而平的鞘被称为腱膜（图1.4）。

力的传递

肌筋膜力的传递发生在这一层（Huijing，2009）。众所周知，在关节之间，

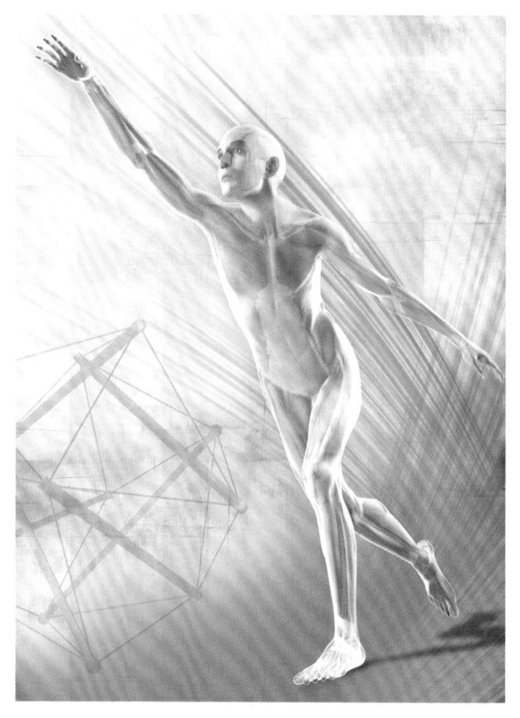

图1.3
全身筋膜构成的“紧身衣”
（插图来自fascialnet.com）

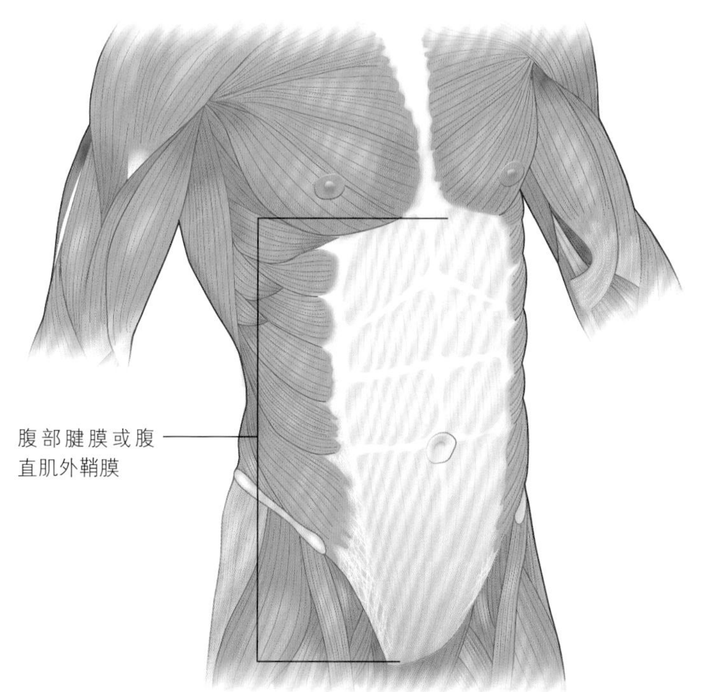

图1.4
腹部腱膜——筋膜包裹着的并形成的6块分隔的腹肌

肌肉通过肌腱的连接纵向传递力，从而产生一个动作。所以，在你拿起咖啡或茶并喝一小口的过程中，在肩关节、肘关节、腕关节和手指上都发生了一系列力的传递。筋膜参与了这个过程，通过肌外膜传递力（Maas & Sandercock，2010；Yucesoy，2010）。

肌肉间这种筋膜间力的传递发生在邻近的肌肉，甚至是拮抗肌之间。据估计，大约 30% 的肌肉张力可能以这种方式传递（Huijing et al.，2003）。了解更多有关这些相互作用的机制，可以引导我们更好地了解慢性肌肉疾病的病理、过度使用综合征等。这也解释了一个常见的现象，即为什么有时收缩某一区域的肌肉时，距离该区域很远的肌肉也会有感觉。因此，这种关系可以促进肌肉和筋膜之间的相互反馈机制，从而更好地调节张力和扩张（Kwong & Findley，2014）。

脑膜

脑膜包绕着神经系统和大脑（详见第 4 章和第 5 章）。

内脏筋膜

内脏筋膜包括包绕着肺、心脏和腹部器官的筋膜。内脏筋膜可以悬吊腔内的器官，而内脏韧带可将这些器官固定于壁上，并允许其产生一定的生理性运动（详见第 6 章）。

黏弹性与细胞外基质的概念

筋膜是一种胶质。凝胶和乳胶都是胶质。胶质是这样一种物质：它含有悬浮在液体中的固体颗粒。因此，本质上讲，胶质既是纤维，又是液体。

作为一种胶质，筋膜具备一定的黏弹性。黏弹性材料在压力作用下表现出弹性和黏性两种性质。

弹性是指固体材料在受到外力时恢复到其原来形状的性质。这类似于牵拉橡皮筋，然后放手。或者，列举一个更大的弹性变形的例子，类似于人做完柔软的瑜伽拉伸运动后的感受。

黏性是指液体抵抗流动的能力。黏性大的物质（如蜂蜜）与黏性小的物质（如水）相比，前者的流动速度非常缓慢。黏性大的材料很少恢复到原来的形状，这就是“塑性变形”。有没有玩过一块湿的口香糖？那就是塑性变形。

合成的黏弹性材料在工业中主要用于减震和散热。这表明，加热筋膜可以降低其黏性，使其更具有流动性和活动性（Matteini et al.，2009）。所以，在锻炼之前进行热身运动，或者对身体感到僵硬的部位进行加热，是有科学依据的。

筋膜在负荷情况下缓慢变形的能力称为蠕变。如果负荷是可控的，那么筋膜将会逐渐适应它。一旦负荷被移除，它将逐渐恢复到原来的形状，或者说“蠕变”回来。这就是为什么坐着看了一部两小时的电影后，当你站起来时，你的臀部看起来不会像椅子一般扁平。然而，如果长时间负荷过重或反复过度地施加负荷而没有平衡干预，筋膜可能会受损。

因此，筋膜可表现出固体和液体的性质。在我们研究这些“成分”以更好地了解筋膜的特性之前，首先让我们回到过去，或者更确切地说，回到筋膜的起源地——子宫。

起源：胚胎

当胚胎在 2~3 周大时，筋膜开始形成。此时的胚胎是一个由单层细胞构成的球状结构，叫作囊胚。大约在这个时候，囊胚开始重组，向内“折叠”，这一过程称为原肠胚形成，形成 3 层不同的结构（图 1.5）。

1. *外胚层*　外层，后续发育形成神经系统、大脑、皮肤和牙釉质。

2. *中胚层*　中间层，筋膜来源于这一层。在这一层，体节开始出现，成为细胞分裂的前体细胞，之后将发育形成平滑肌、心脏、骨骼肌、肠系膜、骨骼、软骨、红细胞、白细胞、硬脑膜、脊索和小胶质细胞。

通过原肠胚形成及胚胎发育的内在运

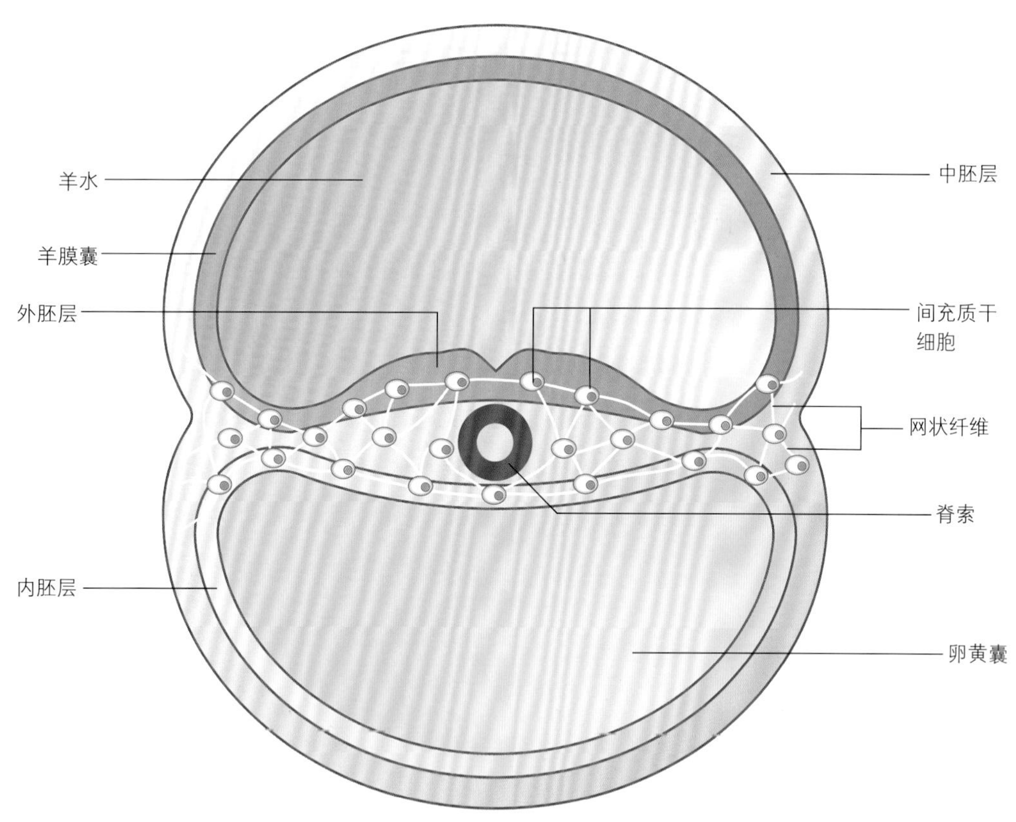

图1.5

胚胎的三层。中间一层是中胚层，在内胚层和外胚层之间形成。筋膜起源于中胚层，最初是由网状纤维（Ⅲ型胶原蛋白）形成

动不断地“折叠”，筋膜从中胚层发育形成。从另一个角度看，我们人体是有史以来最精致的“折纸”作品。

3. *内胚层*　最内层，消化系统、呼吸系统、肝、胰腺和其他器官，以及内分泌系统的腺体和器官由这一层发育形成。

这三层都很重要，但就我们讲述的目的而言，中胚层才是筋膜发生的重要部位。有研究人员表示，可以在外胚层（特别是在颈部）找到结缔组织网络（van der Wal，2009）。最近，研究人员还发现了一种肌硬膜桥——一种直接连接头后大直肌的筋膜纤维、感觉神经和大脑硬脑膜的筋膜连接（见第 3 章）。

这就是筋膜的起源，那么它是由什么构成的呢？

筋膜 102

细胞外基质

细胞外基质（extracellular matrix，ECM）是“结缔组织中细胞外物质的总称”（Williams，1995）。这是一个很好的定义，但它到底是什么意思呢？

在量子力学中，科学家们提出了希格斯场的理论假设。希格斯场是一个贯穿整个宇宙的能量场。该理论认为，宇宙中的所有物质都起源于这个场。2012 年，关于希格斯玻色子粒子的存在被证实，使这一理论更接近现实。

如果你抬头仰望夜空，思考宇宙的浩瀚和多样性，以及它所包含的所有恒星、行星、卫星、星云、星系等，你可以把希格斯场想象成黑暗的太空。所有其他的物体——恒星、行星、卫星、彗星、星云、星系等都产生于希格斯场的无形能量网，并受到其支撑和悬浮。

我们可以把细胞外基质看作是人体的希格斯场。在这种情况下，细胞外基质是一个培养基，或者更准确地说，是一个“脚手架”。在这个“脚手架”的基础上，身体内其他所有的成分借此被构建起来。大部分构成身体的细胞物质都产生于细胞外基质。这是你的内部空间，与外太空一样有趣。

当然，与希格斯场不同的是，我们确定细胞外基质是真实存在的。再一次说明，胶质状的细胞外基质既含有纤维，也含有液体（图 1.6）。

纤维

细胞外基质中的纤维为人体成分的排列提供支撑和结构。它构成人体的支架，并且为细胞与细胞之间提供机械连接。

胶原蛋白

筋膜的纤维部分主要是由胶原蛋白组成。胶原蛋白是人体内含量最多的蛋白

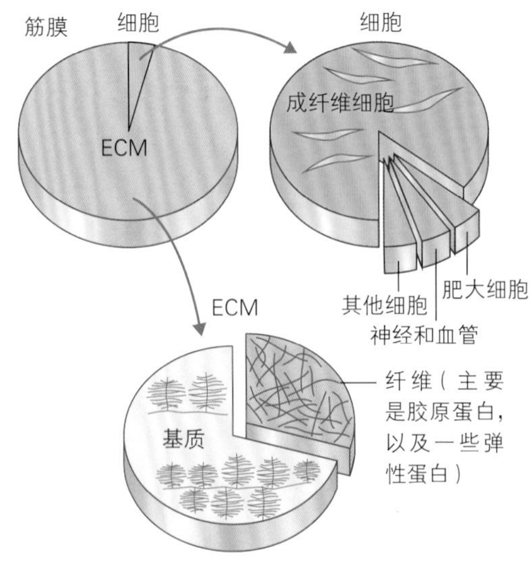

图1.6
筋膜的组成部分。基本成分是细胞（主要是成纤维细胞）和细胞外基质，后者由纤维和水状基质组成
（插图来自fascialnet.com）

质，具有非水溶性特征。胶原蛋白至少有15种类型，但是Ⅰ型、Ⅱ型和Ⅲ型在结缔组织中最常见（Lindsay，2008）。

Ⅰ型胶原蛋白的含量最丰富，它分布在皮肤、骨、肌腱、韧带以及固有筋膜中，大约占人体所有胶原蛋白的90%（Vuokko，2002）。Ⅱ型胶原蛋白较细，分布在软骨和椎间盘中。这两种类型的胶原蛋白都具有抵抗张力的作用。在不发生损伤的前提下，它们能在静息长度的基础上被拉长10%。

Ⅲ型胶原蛋白分布在皮肤、骨膜、平滑肌、动脉、器官和施万细胞中。其功能是为器官的延展、损伤修复提供结构性保护，介导肌腱、韧带、骨膜与骨骼之间的连接，常被认为是肌－腱的连接。

胶原蛋白是原胶原蛋白分子（一种水溶性更强、较脆弱的胶原蛋白前体）缠绕在一起形成的三重螺旋结构。胶原蛋白纤维的三重螺旋结构使筋膜具备极高的抗张强度，这意味着它可以被不断拉伸而不会断裂（在大部分情况下）。事实上，在同等条件下，Ⅰ型胶原蛋白比钢材还要牢固（Lodish et al.，2000），因此它可以承受极大的力量，而且还能随“风”弯曲。也正是这种张力保证了弹性变形和塑性变形。这一特性对于韧带这类结构很有用。

这一特性对于建造摩天大楼同样有用（图1.7）。用来建造摩天大楼的钢材在建筑业被称为“低碳钢”。低碳钢在已知的建筑材料中拥有最高的强度－重量比，而且具有很强的延展性（可塑性），这意味着它不会像瓷器或者玻璃一样在遭受像地震那样的极端力量时突然断裂，而是

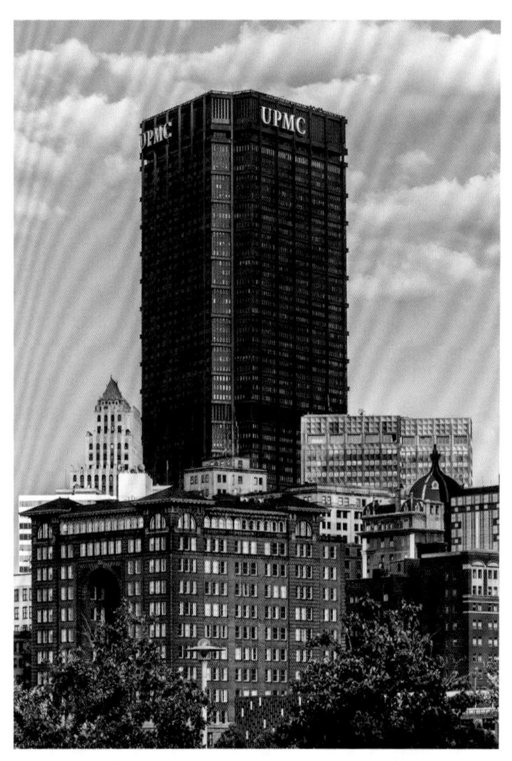

图1.7

高256m（841ft）的美国钢铁大厦（US Steel Tower）由4万吨钢材构成。该大厦位于美国宾夕法尼亚州的匹兹堡，曾是美国钢铁公司的总部，现为匹兹堡大学医学中心的工作总部

（照片由Robert Strovers 拍摄，经本人许可转载自www.robertstrovers.com）

会逐渐弯曲变形并且保持这个状态。所以人体与摩天大楼之间的共同点比你想象的要多。

胶原蛋白、骨骼和筋膜

胶原蛋白也一样遵循沃尔夫定律（Wolff's law）。沃尔夫定律表明，骨骼会适应规律性的负荷，并且随着时间的推移越来越坚固。这是一个终身的适应过程。例如，网球运动员举拍侧手臂的骨骼会比不举拍侧的手臂强壮得多（Taylor et al.，2009）。此外，对宇航员而言，由于他们在太空中不需要抵抗重力作用，所以当他们返回地球后，需要接受特殊的负重训练来恢复骨密度。也正是因为这个特性，负重训练会对骨质疏松症患者很有帮助（Nelson & Wernick，2005）。

压电性是某些有机物在机械应力下产生电荷的能力。在这种情况下，压电信号提醒破骨细胞远离，成骨细胞就会开始工作，从而产生更强的骨骼。这种机械信号引起细胞改变的过程叫作机械传导（见第 12 页）。

根据笔者的临床经验，筋膜在一定程度上遵循沃尔夫定律。胶原蛋白具有压电性的观点具有很大的吸引力，而且这种观点似乎是正确的，但这个概念仍然需要推敲和思考（Ahn & Grodzinsky，2009）。

弹性蛋白

弹性蛋白，就像它的名字一样，是一种弹性纤维，它可以增加结缔组织的弹性。

弹性蛋白可以在延伸至其原先长度的230% 时依然能恢复到它之前的形状。这听起来似乎不可思议，但是试试拽起你的耳朵，你就会得到一个很好的例子。

弹性蛋白会随着年龄的增长和接受日照量的增多而退化。

网状蛋白

网状蛋白是由更柔软的Ⅲ型胶原蛋白形成的。人体器官的胶原蛋白网大部分由网状蛋白构成。肌纤维表面的筋膜（肌内膜）中也存在网状蛋白，但到目前为止，我们还不知道它为什么会出现在该部位。

液体：基质

细胞外基质的液体成分被称为基质。基质是一种黏性的液体环境，是身体内化学交换（chemical change）的发生部位，也是血液、淋巴和组织细胞之间发生分子交换的场所，更是“人体细胞生活的直接环境”（Juhan，2003）。

基质是无形、透明的胶状物质。从相对柔软的疏松结缔组织到坚固的软骨，其黏弹性的差别很大。

基质填充了纤维和细胞之间的空间。令人有些困惑的是，它有时候也被认为是纤维外基质，因为它包含了细胞外基质中除了胶原蛋白和弹性纤维以外的其他所有物质。基质环绕着筋膜纤维，使它们能够自由滑动。

细胞外基质和水

细胞外基质中含有大量的水，即 15L 组织间液。人体内大约 70% 的成分都是水。我们经常会想我们喝了什么，而不会去想我们尿了什么，更不会想这两者之间有什么联系。浅筋膜内含有 7.5L 的组织间液，这些液体每天都会清洗血管系统外的细胞，最终大部分进入淋巴管。

组织间液的流动负责将营养成分输送至细胞，对组织重建、消除炎症和淋巴水肿起着重要作用。这种流动可以提供一定的方向指示，使肿瘤细胞和淋巴细胞流向淋巴结，也可以使成纤维细胞变成肌成纤维细胞（Rutkowski & Swartz，2007）。

组织间液的流动对于维持组织的健康具有关键性的作用。然而，很少有手法治疗专门着眼于这个问题。有人推测，拔火罐和针灸之所以有效是因为它们影响了体液的流动（Yao W et al.，2010）。

蛋白聚糖、糖氨聚糖和透明质酸

基质也由亲水的蛋白聚糖（proteoglycans，PGs）组成。蛋白聚糖是亲水性的多肽物质，其通过吸收水分而为细胞外基质的胶原结构提供保护垫。它们使得基质具有凝胶状的特性。蛋白聚糖是由一种更小的糖氨聚糖（glycosaminoglycans，GAGs）分子组成的。

糖氨聚糖可以像海绵一样吸水。据推测，90% 的细胞外基质都是由水构成的。糖氨聚糖的特性与胶原蛋白的强度共同帮助细胞外基质更好地抵制压缩力。

到目前为止，研究人员共确认了 7 种不同的糖氨聚糖，其中包括软骨素和肝素。这些类别的糖氨聚糖中，需要关注的是透明质酸（hyaluronan/hyaluronic acid，HA，又称玻尿酸）。实际上，这并不是一种真正的酸，但因为这个名称应用得很普遍，所以一直被沿用下来。

然而，透明质酸与其他糖氨聚糖之间存在一些化学差异，其中与临床最相关的是透明质酸能够润滑胶原蛋白和弹性蛋白，从而使肌肉和关节可以进行滑动而不会被卡住。透明质酸主要是由分布在筋膜和肌外膜之间的润滑层中的“筋膜细胞”产生的（Stecco et al.，2011），但其也存在于肌内膜中。有学者提出了筋膜的局部硬化理论。比如，慢性腰痛患者的筋膜厚度比无腰痛人群厚 25% 左右（Langevin et al.，2009），其透明质酸的黏性发生改变，其下肌肉层和筋膜的润滑性降低，这些改变所导致的症状被称为肌筋膜疼痛。

基质通过具有半透性的浆膜渗透至细胞内的过程也会受到高度分化的细胞表面受体的调控。

细胞受体

细胞受体是沿细胞膜排列的糖蛋白，并不断监控着基质。就像每个人的味蕾都在寻找特定的味道，细胞受体决定游离在细胞外基质中的化学物质、激素和细胞因子哪些可以被吸收和代谢。受体这样做是基于其自身的特殊“程序”，或者根据前文的比喻说法，基于它们喜欢的“味道”。这种新陈代谢的过程对于细胞的健康和活力很重要。

还有一种有趣的特殊受体叫作整合蛋白。整合蛋白在本质上是黏合剂，可以把每个细胞黏附在细胞外基质上。整合蛋白的特别之处是它们对化学刺激没有任何反应，但是对机械刺激会产生强烈的反应。整合蛋白对拉伸和振动都很敏感，就好像身体的每一个细胞都被插入到细胞外基质，从而使细胞能够监测到环境变化。

当整合蛋白受到刺激时，它会在细胞水平产生电化学变化。这种通过机械压力和振动产生变化的过程叫作机械传导（图 1.8）。

如果你拉住蜘蛛网的一部分，你可以看到整个蜘蛛网都会发生反应，筋膜反应也类似于此。牵拉信息通过整合蛋白传递给细胞。这反过来会产生化学变化和感知觉的变化，具体内容我们会在后面的章节中提到。

简单地说，细胞外基质不仅参与身体内的每一个生物过程和功能，它也充当身体的内部网络——一个隐蔽的内部交流网络。细胞外基质让每一个细胞都能够与其他细胞进行交流，从而形成一个庞大的信号网络（Oschman，2003；Langevin，2006），然后将机械信号（如张力和振动）通过筋膜传递至整个生物体。

若张力持续一定的时间，组织会出现异常现象。最好的情况是，这些异常会加强组织。如果不是这样，持续的张力会损害筋膜的功能，使其产生代偿；在足够的时间之后，甚至可出现姿势的扭曲（见第 7 章和第 8 章）。但是，在这个网里面，“蜘蛛”是什么呢，由谁来负责总体结构的维护呢？

成纤维细胞

成纤维细胞（图 1.9）是筋膜中含量最多的细胞，它对于整个细胞外基质的构建、监测、损伤和紧急修复均非常重要。除了可以产生细胞因子、白细胞介素和其他免疫细胞，成纤维细胞还可产生基质中所有的复杂碳水化合物。其关键在于，它们形成并维持着整个细胞外基质的稳定。即使你只是坐在这里阅读这些文字，在细胞水平上来讲，你也是非常忙碌的。

成纤维细胞还可以根据细胞和细胞外基质间的张力来合成和重塑所有的胶原蛋白。当细胞外的张力过低时，胶原蛋白的生成量较少。当处于较强的张力下，成纤维细胞会合成更多的胶原蛋白，并促进细胞增殖（Grinnell，2007）。与手术、事故和损伤一样，运动和基于人体运动的疗法也可能改变细胞与细胞外基质之间的张力。

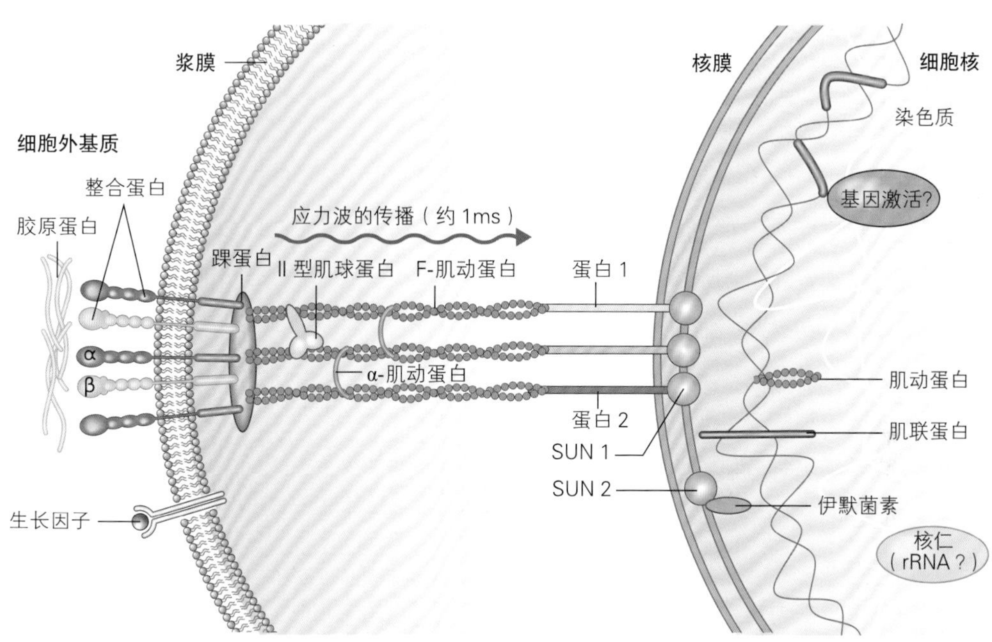

图1.8

机械传导。来自胶原纤维（Ⅰ型、Ⅲ型和Ⅴ型）的机械刺激使整合蛋白产生张力性的牵拉（应力波传播），通过级联反应从细胞骨架（踝蛋白）穿过核膜并到达细胞核。在细胞核内，不同的基因会被激活并且表达，以应对不同的张力

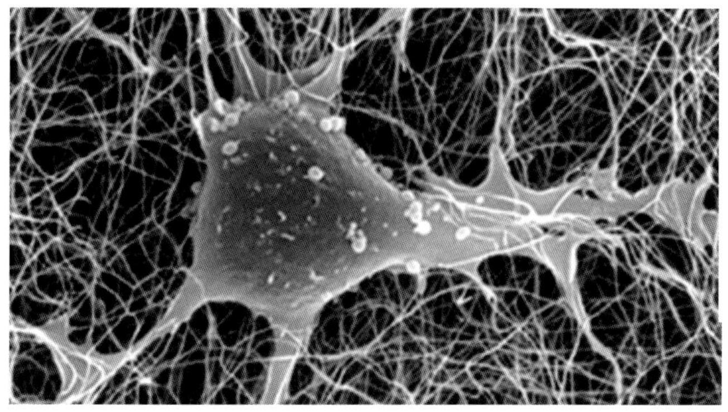

图1.9

筋膜网中的成纤维细胞

（2005年由Jiang & Grinnell经美国细胞生物学协会许可转载。引自：http://www.molbiolcell.org/content/16/11/5070[2017-05-07]）

成纤维细胞对于方向很敏感，可以根据基质的拉力而重新排列（Kirkwood & Fuller，2009）。所以，无论是事故、反复使用、习惯性的运动模式，还是治疗性干预措施，其方向真的很重要。如果某个人的肩胛带长期紧张并且明显向上抬高（这种情况见于大部分人），治疗的方向就应朝向尾侧或者向下朝向骶骨。

相反，缺乏规律性的运动或者完全固定不动会使成纤维细胞几乎接收不到合适的刺激，这将不利于形成健康的胶原蛋白基质（图 1.10）。

所以，筋膜会根据机械力的供应和需求而做出不同的反应，并且符合沃尔夫定律。成纤维细胞会在需要的部位分泌更多的胶原蛋白和胶原酶，后者是一种分解胶原蛋白的酶。所有的这些都基于压力和振动信号，如同细胞的公共工作部门，负责构建、破坏和清除胶原蛋白基质。

在一定的条件下，成纤维细胞可以转变为肌成纤维细胞（一种“急救细胞”）。当你受伤时，它们在患处聚集并产生细胞因子以增强炎症反应（Baum & Duffy，2011）。肌成纤维细胞具有很强的收缩性，其收缩性远远高于正常的成纤维细胞。所以当出现开放性伤口时，它们会在细胞水平帮助伤口愈合。

更让人惊讶的是，成纤维细胞不是分散的细胞，它们形成了一个相互联系的网络——网络中的网络（Langevin et al.，2004）。

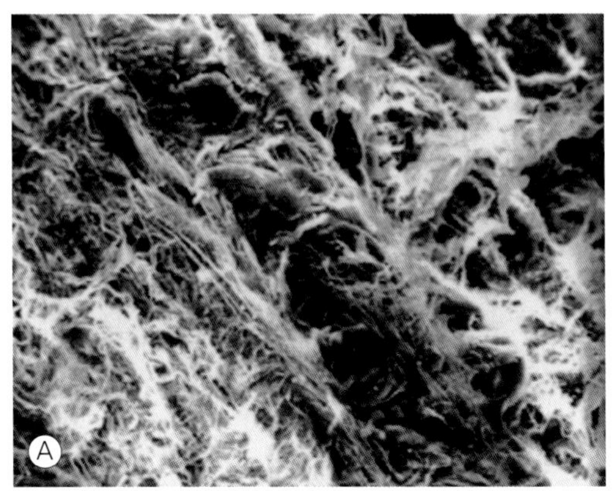

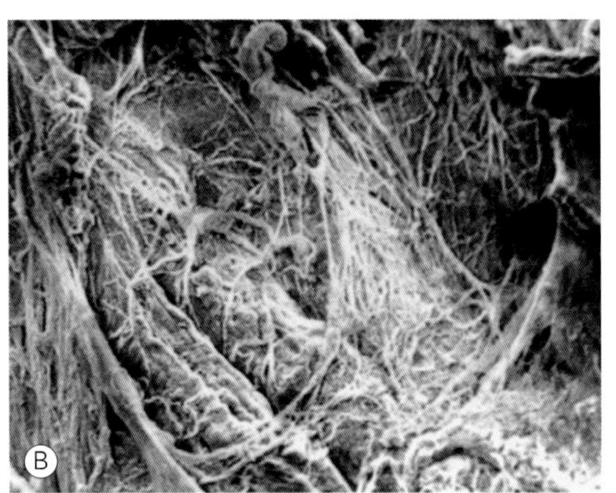

图1.10
（A）这张超声图展示的是筋膜内的一个健康的胶原网络。（B）同样的位置制动3周后。注意纤维的改变和混乱。如果没有合适的机械力刺激，胶原就会像杂草一样生长，而不是形成一个整齐的“花园”
（照片经Järvinen等许可转载）

其他细胞

筋膜内还包含肥大细胞、巨噬细胞、

淋巴细胞和脂肪细胞，甚至还含有最近才被发现的特洛细胞（telocytes）（Bei et al., 2005；Cretoiu，2016）。

特洛细胞

在当今这个时代，似乎很难想象会有一种新的细胞被发现，但事实的确如此。比如特洛细胞，当我写这本书时，它被宣布存在（Cretoiu，2016）。特洛细胞在筋膜中无处不在，是一种机械敏感性细胞，在很多生理过程中都发挥着很重要的作用，如干细胞的维护、组织修复和免疫功能等。特洛细胞也是通信员，它们通过胞外囊泡——一种来自特洛细胞的无定型的细胞团块，分享信息和遗传物质，并将这些信息输送到邻近的细胞。同样，特洛细胞还是细胞间交流的主要细胞。这就为筋膜可形成庞大的细胞信号网络这一想法提供了更多的可信度（Langevin，2006；Oschman，2003）。

胞外囊泡对于疾病，如癌症、神经退行性变和心血管疾病同样有着重要的作用。特洛细胞的另一个奇妙的特征是它对环境的适应能力，它可以根据位置的不同而改变其外形。

与所有的新发现一样，为了充分了解特洛细胞，还要收集并整理很多新的信息和数据。关于特洛细胞的研究或许可以成为再生药物研究的前沿领域。

筋膜 103

介绍到这里，筋膜的所有信息都可以讲得通了。是的，从筋膜的角度来看，每件事都是独立但又相互联系的。但事实上，皮肤下的事情远没有那么简单。

内镜下

在法国城市波尔多的郊区，坐落着阿基坦手部研究所（Aquitaine Institute of the Hand）。那是一个朴素而低调的建筑，以至于我第一次经过那里的时候都错过了，我开着车一次又一次地经过它（当时没有GPS），导致我与 Jean-Claude Guimberteau 博士的初次见面差点迟到了。

2007 年，我曾在第一届筋膜研究大会上见过 Guimberteau 博士，他在那时开始了其开创性的筋膜研究。当我看见只有他一个人在电梯里时，我决定不论他走到哪里，我都跟到哪里。

Guimberteau 博士是一名从事肌腱移植的外科医师。为了更好地了解肌腱之间是如何滑动的，他使用一个一般放大倍数为 25 倍、最大能放大 65 倍的内镜摄像机，首次拍摄到了活体筋膜系统的照片和录像（图 1.11）。他不太理解他所看到的内容。解剖书和尸体实验室中的筋膜显得非常简单并且呈线性，但 Guimberteau 博士发现它在活体上并不是线性的，而是看

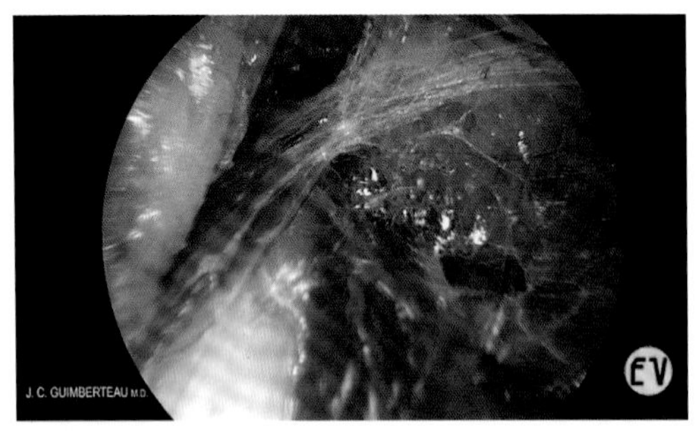

图1.11

身体内没有空余的空间，所有可用空间都被占用（5×）

（经Endovivo Productions和Jean-Claude Guimberteau博士许可转载）

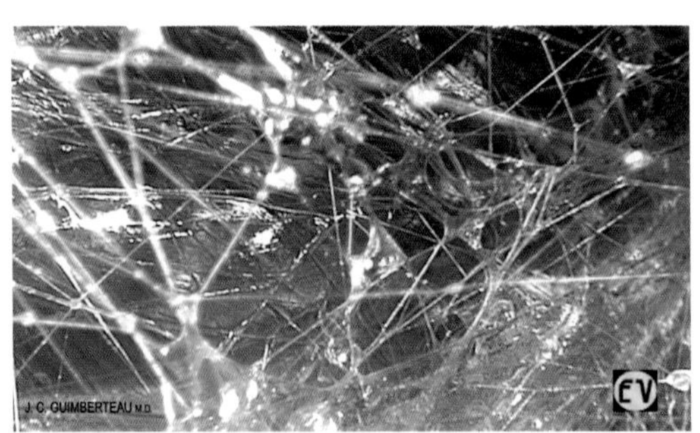

图1.12

纤维存在于每个角落和空隙（65×）

（经Endovivo Productions 和Jean-Claude Guimberteau博士许可转载）

起来杂乱无序的。最初，根据笛卡儿思维法则，这种现象似乎并不符合逻辑，即混乱和高效可以做到这样完美的共存。但Guimberteau 博士不但没有因此而气馁，反而将他的一生都用来探索并尝试理解它。

更重要的是，他被这种连续性所征服：

“无论在肌肉、肌腱，还是动脉、静脉和脂肪细胞周围的结构中，组织的连续性都未曾中断。所有这些结构是以同样的方式形成的，并且是连续的。我们在皮下组织、表皮、真皮和肌肉等组织中发现了同样的组织连续性。

“将生物组织分为片、层和鞘的理念已经不能满足解剖学家研究精细的、内镜下和功能学解剖结构的要求。尽管它们的颜色、纹理和形状不同，但它们都是相互联系的。这是一个整体性的组织学理念。”（Guimberteau，2013）

这是一个勇敢的、全新的、纤维的世界，这是一个漂亮的分形领域。在这个领域中，乳白色的纤维根据瞬间的张力不断变化（图 1.12）。尽管筋膜明显缺乏连贯的顺序，但是毫无疑问，它允许相邻结构之间进行高效的运动和滑动（图 1.13）。Guimberteau 博士把这个滑动系统命名为多微液泡胶原吸收系统（Multimicro-vacuolar Collagenic Absorbing System）。微液泡是由 10~100μm 长的微原纤维组成的（注：$1\mu m=1\times10^{-6}m$）。这些微小的纤维主要是由Ⅰ型和Ⅲ型胶原蛋白构成，它们共同形成多面体，包绕着微液泡（图 1.14）。微液泡内充满了糖氨聚糖（GAG）凝胶。

像雪花一样，没有两个微液泡是完全一样的。从几何形状上看，它们是分形的

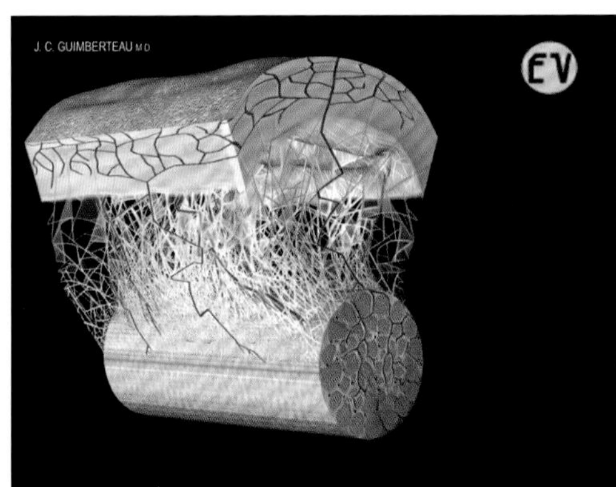

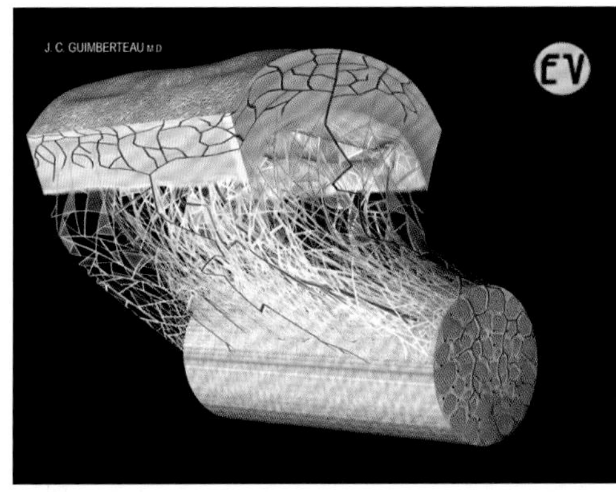

图1.13

滑动系统的计算机图示，说明其连续性未中断（经Endovivo Productions 和Jean-Claude Guimberteau博士许可转载）

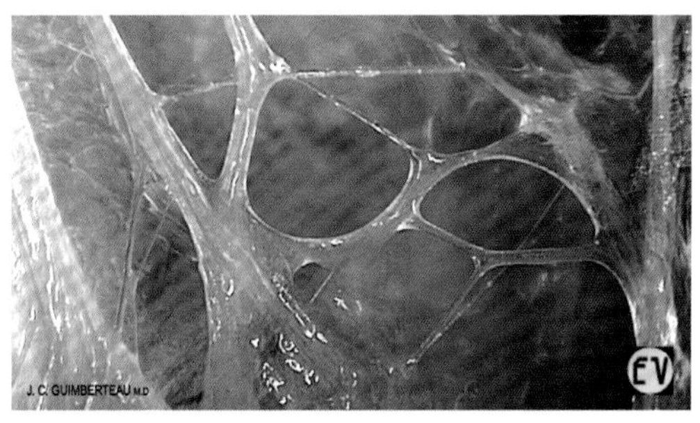

图1.14

微液泡：微原纤维在三维空间中交叉形成不规则的多面体单位（130×）（经Endovivo Productions 和Jean-Claude Guimberteau博士许可转载）

（图 1.15）。分形几乎是无休止的模式，其中即使最小的部分也能反映整体的一般形状。这种性质叫作自我相似性。贝壳和雪花是分形的。分形模式不限于几何图形，它也存在于声音中。一些理论学家提出，分形甚至可以用来描述时间的进程。

分形数学在某些模型中非常有用，这些模型看起来是随机的，但是有一个内在的、隐含的顺序。例如，海岸线被侵蚀、结晶的生长、液体的湍流，甚至是行星的形成。

我们已经花了太多时间来研究细胞，以至于忽视了细胞周围的环境。我们发现并命名了至今为止我们所知道的所有的“树”，但最终我们可以看到一整片“森林”。在那片森林中有一个完全不同的世界。

或许是时候开始重新思考一下我们人类的身体构造了。

参考文献

Adstrum S (2014) Fascial eponyms may help elucidate terminological and nomenclatural development. J Bodywork Mov Ther. July; 19 (3): 516–525.

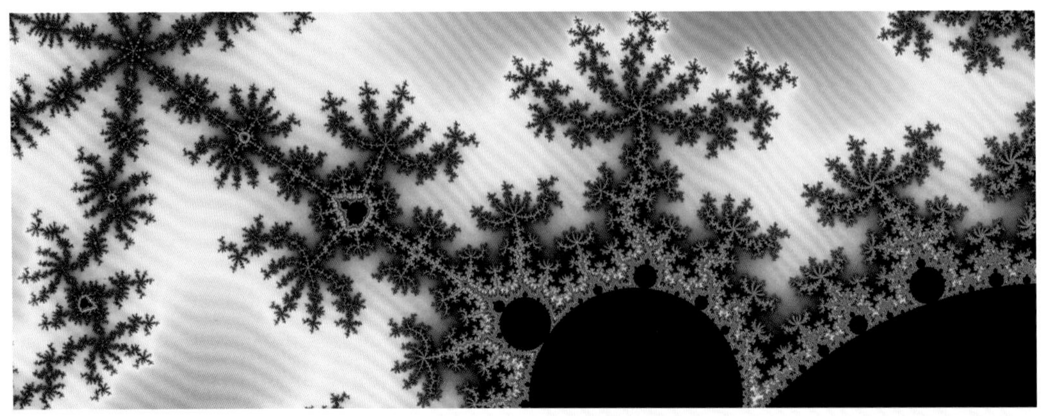

图1.15

一个典型的分形，每一个微小部分都反映了整个图像模式

［由Creative Commons（http://creativecommons.org/licenses/by-sa/4.0/）提供］

Ahn A C and Grodzinsky A J (2009) Relevance of collagen piezoelectricity to "Wolff's Law": A critical review. Med Eng Phys. September; 31 (7): 733–741.

Bei Y, Wang F, Yang C and Xiaoa J (2015) Telocytes in regenerative medicine. J Cell Mol Med. July; 19 (7): 1441–1454.

Baum J and Duffy H S (2011) Fibroblast and myofibroblasts: What are we talking about? J Cardiovasc Pharmacol. April; 57 (4): 376–379.

Cretoiu D, Xu J, Xiao J and Cretoiu S M (2016) Telocytes and their extracellular vesicles—Evidence and hypotheses. Int J Mol Sci. August; 17 1322.

Findley T W and Schleip R (eds) (2007) Introduction. Fascia Research: Basic Science and Implications for Conventional and Complementary Health Care. Munich: Elsevier Urban and Fischer, p. 2.

Garfin S R, Tipton C M, Mubarak S J et al. (1981) Role of fascia in maintenance of muscle tension and pressure. J Appl Physiol Respir Environ Exerc Physiol. August; 51 (2): 317–320.

Grinnell F (2007) Fibroblast mechanics in three-dimensional collagen matrices (DVD recording). First International Fascia Research Congress, Boston, Mass.[Online] Available: http://www.fasciacongress.org [Mar 2, 2017].

Guimberteau J-C (2013) An interview with Dr. Jean-Claude Guimberteau [Online]. Available: http://true. massage-research.com/2013/01/an-interview-with-dr-jean-claude.html [June 19, 2017].

Huijing P A (2009) Epimuscular myofascial force transmission: A historical review and implications for new research. International Society of Biomechanics Muybridge Award Lecture, Taipei, 2007. J Biomech. January; 42 (1): 9.

Huijing P A, Maas H and Baan G C (2003) Compartmental fasciotomy and isolating a muscle from neighboring muscles interfere with myofascial force transmission within the rat anterior crural compartment. J Morphol. March; 256 (3): 306–321.

Järvinen TA, Józsa L, Kannus P et al. (2002) Organization and distribution of intramuscular connective tissue in normal and immobilized skeletal muscles. An immunohistochemical, polarization and scanning electron microscopic study. J Muscle Res Cell Motil. 23 (3): 145–154.

Jiang H and Grinnell F (2005) Cell–matrix entanglement and mechanical anchorage of fibroblasts in three-dimensional collagen matrices. Mol Biol Cell. November; 16, 5070–5076.

Juhan D (2003) Job's Body, 3rd edn. Barrytown, New York: Barrytown/Station Hill Press Inc.

Kirkwood J E and Fuller G G (2009) Liquid crystal collagen: A self-assembled morphology for the orientation of mammalian cells. Langmuir (ACS Publications). February; 25 (5): 3200–3206.

Kumka M and Bonar J (2012) Fascia: A morphological description and classification system based on literature review. J Can Chiropr Assoc. September; 56 (3): 179–191.

Kwong E H and Findley T W (2014) Fascia—current knowledge and future directions in physiatry: Narrative review. J Rehabil Res Dev. 51 (6): 875–884.

Langevin H M (2006) Connective tissue: A body-wide signaling network? Med Hypotheses February 66 (6): 1074–1077.

Langevin H M, Cornbrooks C J and Taatjes D J (2004) Fibroblasts form a body-wide cellular network. Histochem Cell Biol. July; 122 (1): 7–15.

Langevin H M, Stevens-Tuttle D, Fox J R et al. (2009) Ultrasound evidence of altered lumbar connective tissue structure in human subjects with chronic low back pain. BMC Musculoskelet Disord. December; 10, 151.

Lindsay M (2008) Fascia: Clinical Applications for Health and Human Performance. Clifton Park, New York: Delmar.

Lodish H, Berk A, Zipursky S L et al. (2000) Molecular Cell Biology, 4th edn. New York: W H Freeman.

Maas H and Sandercock T G (2010) Force transmission between synergistic skeletal muscles through connective tissue linkages. J Biomed Biotechnol February Volume 2010 ID 575672.

Matteini P, Dei L, Carretti E et al. (2009) Structural behavior of highly concentrated hyaluronan. Biomacromolecules. June; 10 (6): 1516–1522.

Nelson M and Wernick S (2005) Strong Women Stay Young.Bantam Press.

Oschman J (2003) Connective tissue as an energetic and informational continuum.Structural Integration. August; 31 (3): 5–15.

Rutkowski JM and Swartz M A (2007) A driving force for change: interstitial fluid flow as a morphoregulator. Trends Cell Biol. Ja; 17(1): 44–50.

Schleip R (2005) Active fascial contractility: Fascia may be able to contract in a smooth muscle-like manner and thereby influence musculoskeletal dynamics. Med Hypothesis. 65 (2): 273–277.

Schleip R and Klingler W, Lehmann-Horn F (2006) Fascia is able to contract in a smooth muscle-like manner and thereby influence musculoskeletal mechanics. J Biomech. 39 (Supplement 1) S488.

Stecco C (2015) Anatomy consensus in nomenclature.2015 Fascia Research Congress Video Content. [Online] Available:http://www.fasciacongress.org/2015/conference/dvd-recordings-and-books/2015-video content/ [Mar 2, 2017].

Stecco C and Schleip R (2016) A fascia and the fascial system.J Bodywork Mov Ther. January; 20 (1): 139–140.

Stecco C, Stern R, Porzionato A et al. (2011) Hyaluronan within fascia in the etiology of myofascial pain. Surg Radiol Anat. December; 33 (10): 891–896.

Taylor R E, Zheng C, Jackson R P et al. (2009) The phenomenon of twisted growth: Humeral torsion in dominant arms of high performance tennis players. Comput Methods Biomech Biomed Engin. February; 12 (1): 83–89.

van der Wal J (2009) The architecture of the connective tissue in the musculoskeletal system – an often overlooked functional parameter as to proprioception in the locomotor apparatus. Int J Ther Massage Bodywork. December; 2 (4): 9–23.

Varela F J and Frenk S (1987) The organ of form: Towards a theory of biological shape. Journal of Social Biology and Structure. 10 (1): 73–83.

Vleeming A (2011) Comment made by Vleeming in symposia where this author was also presenting. September, 2011, Manchester, UK.

Vuokko K (2002) Intramuscular extracellular matrix: Complex environments of muscle cells. Exerc Sport Sci Rev. 30 (1): 20–25.

Williams P (ed.) (1995) Gray's Anatomy: The Anatomical Basis of Medicine and Surgery, 38th edn. Edinburgh, UK: Churchill Livingstone: 75.

Yao W, Li Y, Ding G (2012) Interstitial Fluid Flow: The Mechanical Environment of Cells and Foundation of Meridians. Evid Based Complement and Alternat Med. 2012 853516.

Yucesoy C A (2010) Epimuscular myofascial force transmission implies novel principles for muscular mechanics. Exerc Sport Sci Rev. July; 38 (3): 128–134.

延伸阅读

Blechschmidt E (2004) The Ontogenetic Basis of Human Anatomy: A Biodynamic Approach to Development from Conception to Birth. Berkeley, California: North Atlantic Books.

Chaitow L (ed.) (2014) Fascial Dysfunction. Edinburgh, UK: Handspring Publishing.

Chila A (Executive Editor) (2011) Foundations of Osteopathic Medicine. Baltimore & Philadelphia: Lippincott Williams & Wilkins.

Guimberteau J-C and Armstrong C (2015) Architecture of Human Living Fascia: The extracellular matrix and cells revealed through endoscopy. Edinburgh, UK: Handspring Publishing.

Kovanen V (2002) Intramuscular extracellular matrix: Complex environments of muscle cells. Exercise & Sport Science Reviews. January; 30 (1): 20–25.

Krauss L (2012) A Universe From Nothing: Why There is Something Rather Than Nothing. New York, NY: Atria/Simon & Schuster.

Myers T W (2014) Anatomy Trains: Myofascial Meridians for Manual and Movement Therapists, 3rd edn. Edinburgh, UK: Elsevier.

Schleip R, Findley T W, Chaitow L and Huijing P A (eds) (2012) Fascia: The Tensional Network of the Human Body. Edinburgh, UK: Churchill Livingstone Elsevier.

Pischinger A (2007) The Extracellular Matrix and Ground Regulation: Basis for a Holistic Biological Medicine. Berkeley, California: North Atlantic Books.

Stecco C (2015) Functional Atlas of the Human Fascial System. Edinburgh, UK: Churchill Livingstone Elsevier.

第2章　筋膜、张拉整体和细胞

“结构和功能之间没有真正的差异，两者就如同一枚硬币的两面。如果从结构方面看不出一些关于功能的信息，这意味着我们没有正确地看待它。”

——Andrew Taylor Still，1899 年

引言

每一部关于人体的记录都是这样开头的：“人体是迄今为止最复杂的机器。”人体不是一台机器。虽然它很复杂——这不可否认——但人体是一个复杂的、生物动力的、能够自我调节的有机体。身体具有物质属性，也是由系统构成的，并且经历了从一个单细胞发展为一个胚胎，再到一个成年人的过程。

回到 17 世纪的德国乌尔姆，我们可以看到一些令人惊讶的优雅的假肢（图 2.1）。我们人类似乎一直有这样的需求，也许是一种本能，即需要东西来取代我们已失去的身体结构。随着科技的发展，我们身体中所能替换的部分也变得更加复杂，这很好。但是，如果认为身体是零件的集合，任何时候都可以被替代或者升级，这种观点是不是有点危险？

任何一个曾推迟去修理汽车的人，不管是由于疏忽还是财务上的问题，都明白我下面要讲的内容。当汽车零件或系统受到不正常的磨损并拖延一段时间再去修理时，原本只需要更换一些简单零件的维修会变得复杂且昂贵，因为其他零件和系统也会被不正常的磨损所影响。或者可能是因为客户拒绝更换配件。我曾经换掉一个坏的变速器——汽车的重要部件，这是我自己的疏忽导致的，因为其实一开始我的车就需要修理。我的“手术医师”——修车师傅警告我，这个重新换上的变速器可能也用不了 6 个月就会坏。事实的确如此，后来我把整辆车都换了。

像很多治疗师一样，我治疗过某些患者，他们接受过或者即将接受一个非常重要的手术。我也曾与某些患者一起努力，以推迟或者改善未来可能需要的手术。这是一项值得做的工作，尽管现如今我们可以替换膝关节和髋关节，进行肝和心脏移植，并且可以以相对较高的效率来完成手

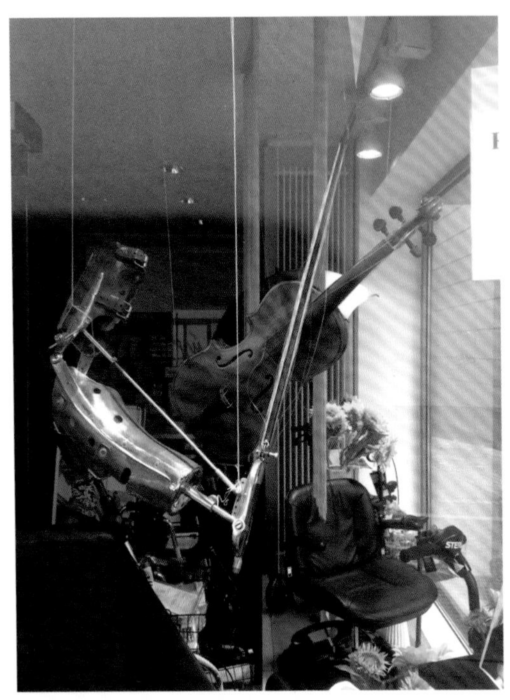

图2.1
18世纪的人造假肢
（作者摄）

术并取得预期的效果。

我也治疗过一些患者，他们接受了这样的事实：当他们的年龄不断增长，他们最终必须换掉他们的膝关节或者髋关节或者其他部位。奇怪的是，这并没有发生在我祖母身上，她活到了 88 岁，死于“自然原因”。当然，在我祖母 80 多岁时，她不像年轻时那样精力充沛、努力工作了，但是也不存在任何严重的肌肉骨骼退化的情况。

我也治疗过一些关节替换失败或者不能进行正常功能活动的患者，或者因扩张成形术而出现疼痛并发症的患者，以及更多接受了多次骨科手术仍无法缓解疼痛症状的患者。那么，他们都有什么问题呢？为什么替换的部分不起作用？我们应该如何看待这些病例？

最近的一项研究（Försh et al.，2016）表明，接受椎管减压术（将压迫神经根或者椎间盘的一小块骨移除以创造更多的空间来恢复，常见形式是椎间盘切除术和椎板切除术）的患者与接受脊柱融合加椎管减压术的患者相比，只接受椎管减压术的患者没有表现出临床获益。我们应如何看待这一结果？

虽然从机械方面讲，在术后的合理时间内，让置换的膝关节屈曲 110° 很重要，但我们如何达到这个目的和怎样使身体作为一个整体进行功能活动是同等重要的。因为膝关节能被动屈曲 110° 并不能说明组织的柔软度，也不能说明整条腿的弹性。我的个人经验是，在置换关节的上下相邻关节进行大量的活动，一般能获得更快的效果。

我们经常犯的错误是未能将身体的各个部分与其活动过程充分结合，并且经常错误地认为身体是以精确的线性方式来活动的。当未取得临床效果时（通常这样的情况很常见），又有多少临床医师和内科医师会立即责怪患者而不是去寻找其他合理的解决方案？

我们该如何获得最佳的临床效果？

生物力学来源

1680 年，生物力学之父 Giovanni Alfonso Borelli 出版了《论动物的运动Ⅰ》（*De Motu Animalium Ⅰ*）一书。在这本书（及其续篇《论动物的运动Ⅱ》）中，Borelli 把动物和人类的身体比作一个由梁、滑轮和杠杆组成的复杂的机器，并使用数学方法来证明其关于人体如何工作的理论（图 2.2）。拿起任何一本关于物理治疗的书，你都可以看到一张把人类肘关节模拟成杠杆和滑轮的图（图 2.3）。我不是在质疑表面上简单的功能设计。但是肘关节在负重情况下会发生什么？例如，当你在提重物或者抱起一个小孩子的时候，你的肘关节会发生什么变化？

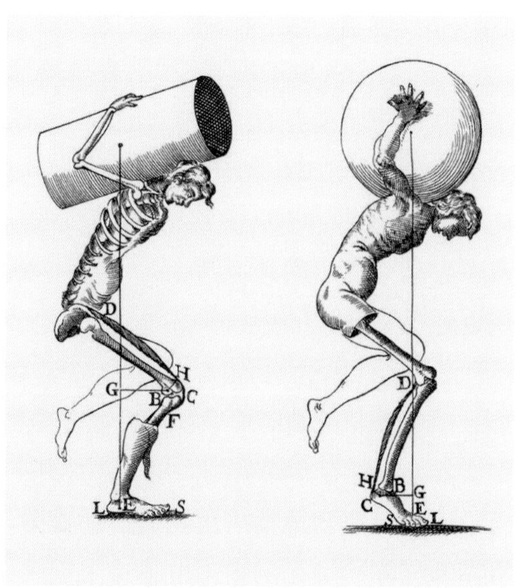

图2.2

Borelli的杠杆人。图片引自Alfonso Borelli的《论动物的运动Ⅰ》（1680年）一书（经Photo Researchers Inc.和Alamy Stock Photo许可转载）

首先，手指会弯曲来握紧东西，腕部的 8 块骨会固定住。然后，肘关节的韧带参与进来，接着是手臂、肩部和颈部的各种肌肉和筋膜的参与。接下来，腰部屈曲，膝关节或髋关节可能也会屈曲，这主要取决于负荷的大小。当我们认识到运动

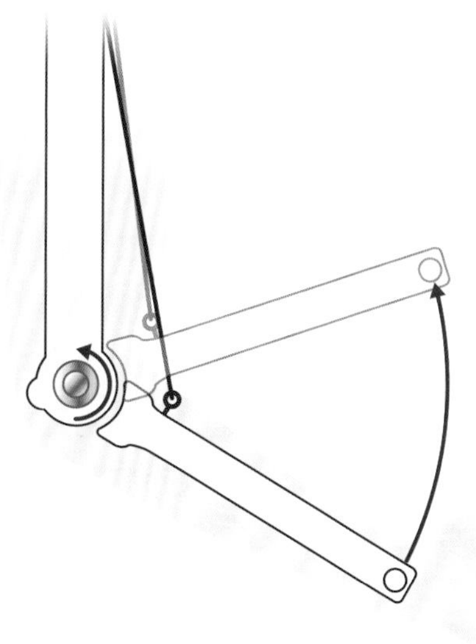

图2.3

将肘关节看成一个简单的杠杆和滑轮

的这个复杂层面时，稳定和运动之间的关系变化会非常快。

我们来简化一下，考虑一下腕关节在负重时的情况。传统的理解是腕关节的8块骨骼会暂时性地结合在一起，直到手腕不再承受负荷。拿起一个重物，手腕自然会如此运行，所以理应当然，不是吗？

但事实并非如此。简单地讲，在进行这样的动作时，所需的力量会撕扯韧带和肌肉，挤压骨骼，并消耗能量（Levin，2011）。整个系统都可能会被损坏。

这个假设错误的地方在于将生物的有机功能等同于机器或无生命物体的功能。经典物理学的规则是通过对无生命物体的实验发现的，我们却把这些规则转移到生物体上，期望它们遵循同样的规则。

例如，应力－应变曲线给我们展示了应力（施加在物体上的力）与应变（物体在应力下长度增加）存在线性关系。想象一下拉太妃糖或者类似的黏弹性材料。但是我们知道，生物有机体在应力或负荷下会变得更强壮，在负荷下有机体的某些方面会变硬。骨骼和肌腱在这样的负荷下会储存大量的能量，并以更大的力量返回，就像弹簧一样（Biewener，1998；Kawakami et al.，2002）。

同样地，伽利略的平方－立方定律（Galileo's Square-Cube Law）帮助我们建立了不倒的摩天大楼，让我们明白为什么建筑物越高，建造起来就越难。平方－立方定律表明，当一个物体按照其形状成比例增大后，它的体积会比表面积增加得更快。但是如果将同样的原则运用到迷惑龙身上，这只可怜的恐龙恐怕会因为其自身的重量而倒塌（Scarr，2014）。人们逐渐认识到，平方－立方定律非常适用于建造没有生命力的物体（如建筑物），但并不足以用来解释生物组织。

很明显，这其中还有其他事物在起作用。

张拉整体——其他事物

一天，Stephen Levin 博士来到美国华盛顿的史密森尼国家自然历史博物馆（Smithsonian National Museum of Natural History）里。他盯着一具雷龙的化石骨架，或者它是一只迷惑龙（图 2.4）？科学家们也还在努力研究中（Choi，2015）。

总之，Levin 正在思考这个脖子有15m（50ft）长的蜥脚类动物，想着它的颈胸交界处，还有其腿骨的大小，并最终得出结论：经典物理学中生物力学的横梁、滑轮和杠杆模型无法用来解释这个巨大、复杂且荒谬的生物。几乎可以说 Levin 在他自己的骨骼中感受到了这个事实。

这位成功的骨科医师，Levin 博士，被自己突如其来的想法所困扰。他对之前学过的所有关于人体如何构造和运转的知识感

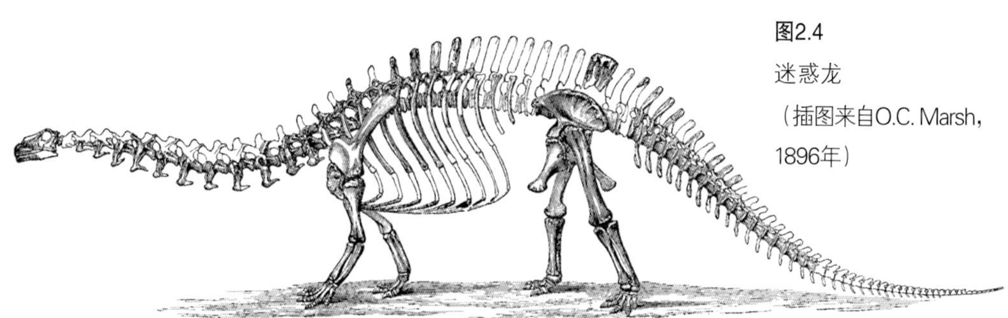

图2.4
迷惑龙
（插图来自O.C. Marsh，1896年）

到怀疑。如果那些都是错的，或者过分简单化，那么他还有什么理由再去进行手术呢？

他恍恍惚惚地走出博物馆，慢步走向商场。突然一座雕塑挡住了他的路，是针塔（图 2.5）。这是个非常高的雕塑，高 18.2m（60ft），其大小与刚才困扰他的那具

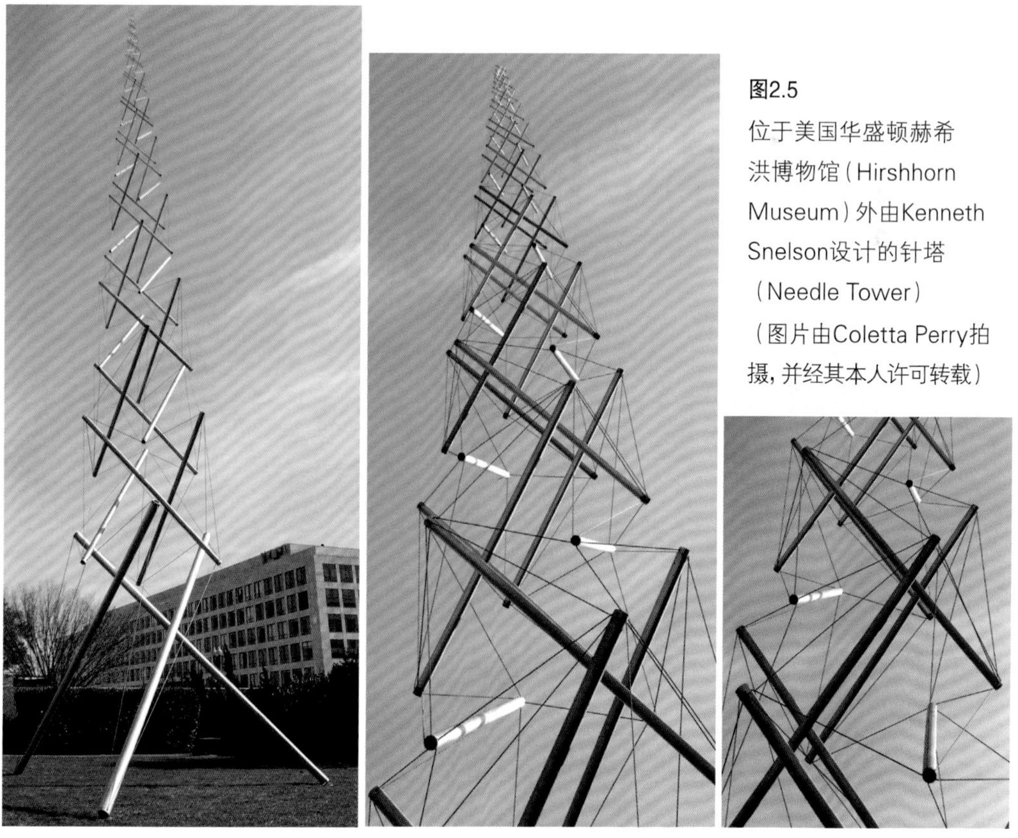

图2.5
位于美国华盛顿赫希洪博物馆（Hirshhorn Museum）外由Kenneth Snelson设计的针塔（Needle Tower）
（图片由Coletta Perry拍摄，并经其本人许可转载）

恐龙骨架相当。这座雕塑由铝杆制成，在午后的阳光下闪着亮光。

但是引起 Levin 博士注意的是，这些巨大的组成部分并没有触碰到彼此。沉重的线缆组成的连续网络所产生的张力将这些铝杆固定。这些线缆赋予了雕塑一定的结构，使铝杆保持平衡，并且对称地完美悬停。

在工程学方面，这个结构被称为预应力（prestress）模型。这个整体结构利用平衡力使其保持稳定。在艺术界，这个结构被认为是漂浮压缩雕塑（图 2.6）。它永远地改变了 Levin 博士关于人类形态的认知。

漂浮压缩雕塑是由艺术家 Kenneth Snelson 发明的（图 2.7）。当他还在上学时，他就建造了第一个简单的雏形，他把这个雕塑送给了他最喜欢的教授——设计师、

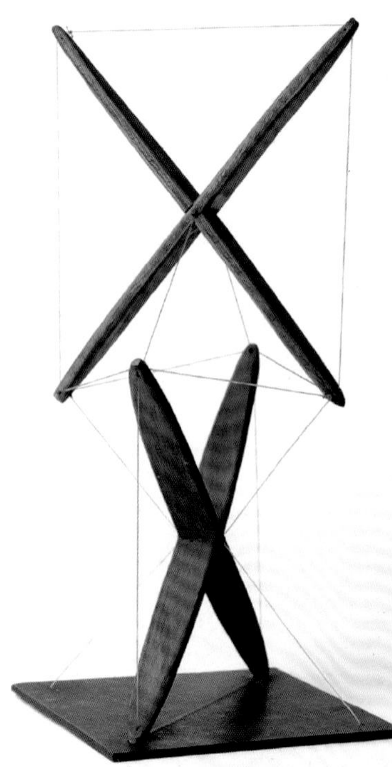

图2.6

早期名为X-Piece的雕塑作品。1948年由Kenneth Snelson使用木制品和尼龙绳制作而成

（图片经许可转载）

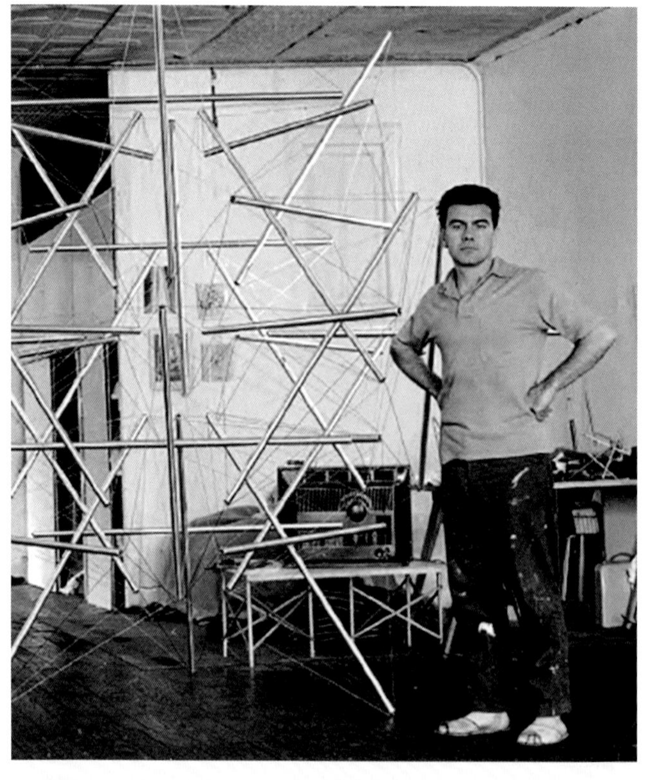

图2.7

1960年，艺术家Kenneth Snelson在其工作室和他的张拉整体雕塑

（图片经许可转载）

发明家、作家和系统理论家 Buckminster Fuller。

有趣的是，那个原型和“漂浮压缩雕塑”这个名词基本上都消失了。取代它的是一个叫作“张拉整体（tensegrity）”的名词。从“张拉整体”发展而来的是 Fuller 所有发明中最令人熟悉的网格球顶（图 2.8）。

因为它们很灵活，张拉整体结构有着不可思议的抗张强度，它们能够承受巨大的力量并能保持原本的形状。“张拉整体”是一个合成词，由“张拉（tension）”和“整体（integrity）”这两个词组成。Fuller 的定义如下：“使用连续张力构件和不连续压缩构件，使每个构件都发挥最高效率并实现最大经济效益的任何结构。”

虽然这个定义对非工程师来说可能

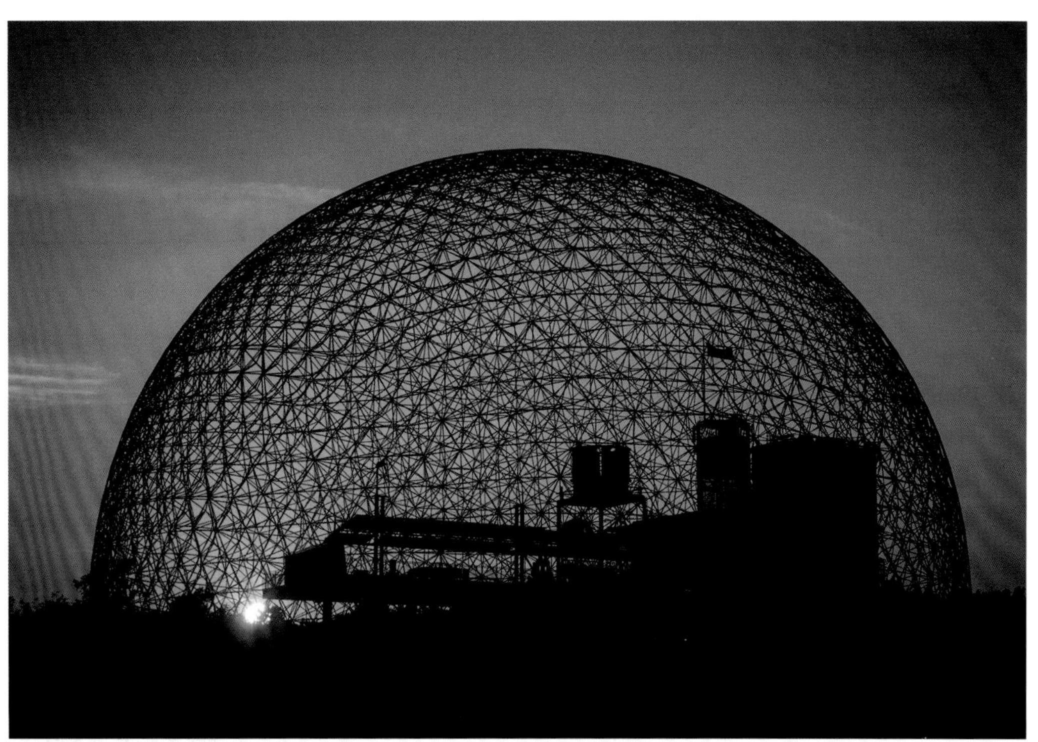

图2.8

让·维普公园（Parc Jean-Drapeau）内由Buckminster Fuller为1967年蒙特利尔世界博览会（Montreal Expo）设计的网格球顶

［由Guilherme Garcia 和Creative Commons（https://creativecommons.org/licenses/by-sa/ 3.0/deed.en）提供］

过于拗口，Snelson 却并不在乎这个名词。他把它比作“一种不好的早餐麦片的名字”（Snelson，2013）。为了更容易理解张拉整体，可以把它看作推和拉之间存在双赢关系的模式（图 2.9）。

张拉整体（Fuller 的最爱之一）的另一个例子是简单的气球。气球的外表面在持续地受牵拉，然而气球里面的空气分子则不断地从里面向外推，以抵抗这种拉力。所有的外力都分布在整个气球上。我们都知道打破一个气球多么困难（必须用针或不锋利但突然的外力）。

追溯到经典物理学（经典物理学家们请别介意！），我们的人体模型是以一个方形结构设计为基础的。甚至罗尔夫结构整合研究所（Rolf Institute® of Structural Integration）的商标也是以此为基础（图 2.10）。

现在，请看看你所在的房子或房间，这些都是方形结构设计的例子。它本身并非一种不好的设计，但它确实需要一定的承重结构、梁和支柱来支撑并抵抗重力。

虽然方形结构设计得非常坚固，但它的弹性不是很好（图 2.11）。

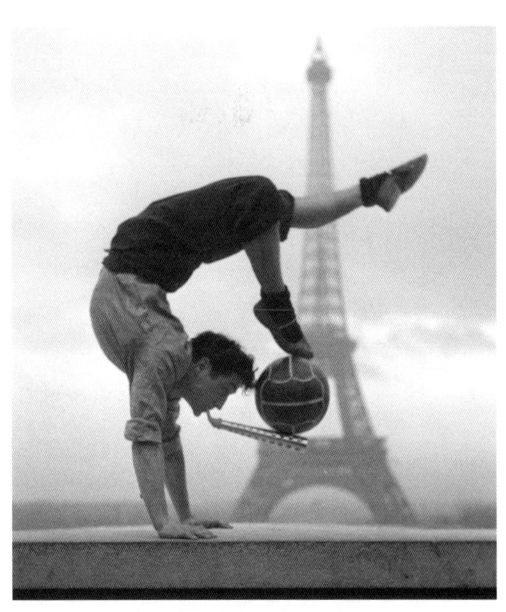

图2.9
埃菲尔铁塔前的杂技演员（1948年1月）（由Getty 提供）

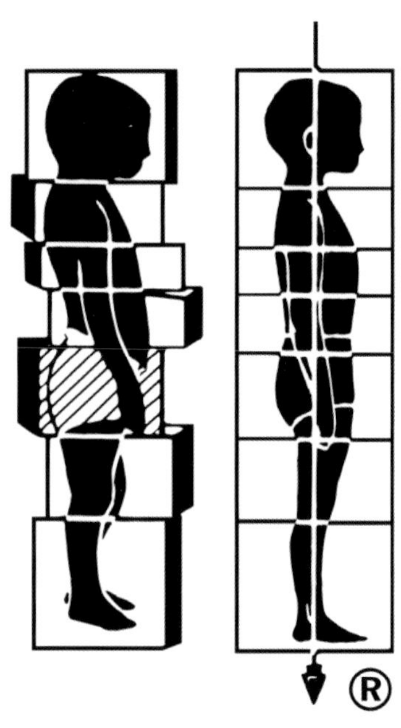

图2.10
罗尔夫结构整合研究所的商标

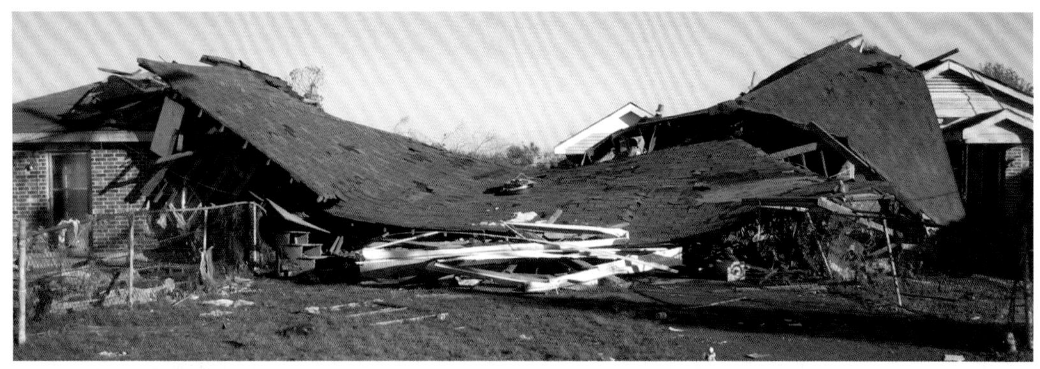

图2.11

卡特里娜飓风后，美国新奥尔良的一座倒塌的房屋

（由Infrogmation和Creative Commons提供，https://creativecommons.org/licenses/by/2.5/deed.en）

方形结构设计可以说没有一点弹性，无法弹跳，但感谢上帝，我们人类却可以。

与其他方形结构设计相比，张拉整体的重要“结构单元”根本不是一个矩形，而是一个三角形，具体是被称为桁架的三维三角形（想象一个金字塔而非一个立方体）。这种桁架设计的一个独特之处在于，它不同于一个方形结构的屋子，它在整个结构中平均地分配张力。当一个张拉整体受到压缩时，不会产生线性的应力 - 应变曲线。这种构造能够吸收压力，然后在压力移开时恢复至原先的形状。它能够回弹。

设计了圣路易斯拱门（图 2.12）的建筑师 Eero Saarinen 和建造它的工程师们当然能够理解其建造原理。圣路易斯拱门是西半球最高的结构，其最高处达到 192m（630ft）。虽然从技术上来讲它并非一个张拉整体，而且从外面看起来也不太像，但它是一个巨大的中空桁架。更具体地说，它是一个巨大的不锈钢中空桁架，它的每一个三角片都有略微的变化，这些三角片锁在一起以支撑起这个直立的拱门。有趣的是，这些桁架不只是通过焊接和压缩拼接起来，还通过长的钢索的张力来连接。拱门的建筑师们把这些钢索称为“肌腱”。

这个建筑奇迹使得拱门能够抗震。它还能够禁受速度高达 240km/h（150mi/h）的风，并且能够在任意一个方向上摇摆 46cm（18ft）。

那是令人惊叹的弹性，比我们想象的更大，更类似于我们身体所具备的惊人弹性。

另一个例子是前面提及的 Buckminster Fuller 设计的网格球顶（图 2.8）。从技术上讲，这是由一系列 20 个三角形的构架和可

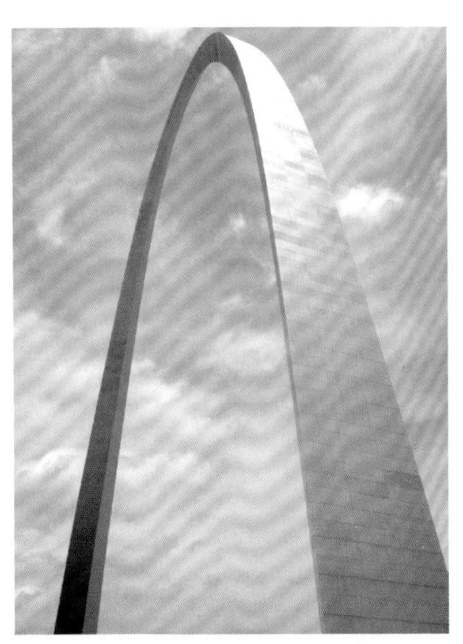

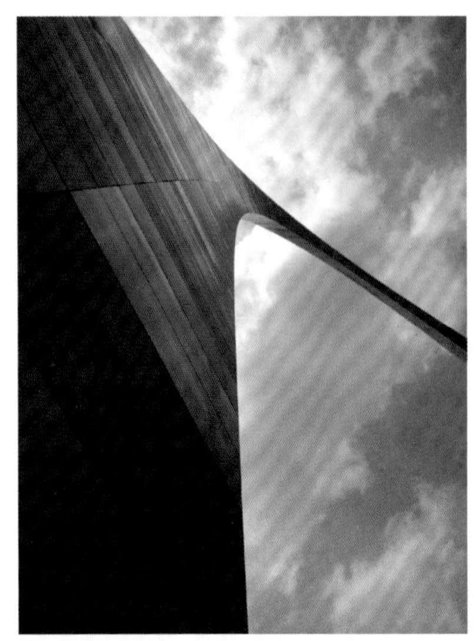

图2.12
圣路易斯拱门
（作者拍摄）

以承受压缩力与张力的刚性支柱构成的。球顶的这些支柱以尽可能短的距离连接在一起。这种支柱或者压力构件（compression members）也构成三角形（有时是五边形或六边形）。每一个结构单元都以这种方式为导向，每一个结构的"关节"都保持在一个固定的位置，张力均匀地传递到整个结构，从而提高了它的稳定性和弹性。虽然在技术上讲，这不是一个"真正的"张拉整体，但是网格球顶还是根据张拉整体的原则获得了弹性。现代的野营帐篷也采用了这种设计，确保了帐篷顶的稳定性。这也是张拉整体的一种类型。

第二种类型是 Kenneth Snelson 设计的更纯粹的漂浮压缩雕塑，其中能够承受压力的构件和那些能够承受张力的构件是相互分离的。压力和张力的平衡创造了一种被称为预应力的条件。预应力是某个结构或身体内固有的张力基线。

预应力模型最能反映我们自身的结构，其中骨骼是可承受压力的不连续的支柱，结缔组织是维持张力的悬索。事实上，Levin 博士已发现，骨骼之间不会相互挤压，也不会挤压关节面（Levin，1981），而是在筋膜和相关的软组织之间浮动，就像 Snelson 雕塑里的圆木一样。

张拉整体的另一个关键特征是张力会在其整个结构内连续地传递。换言之，某个区域的张力的提高会使整体的张力提高。同样地，某个区域的张力的降低也会使整个结构的应力减小。

让我们来尝试一个思维实验。你是否觉得压力影响着你整个身体的紧张程度？而一旦压力消除，你是否注意到你的整个身体变得放松？这是个巧合吗？

当提及生物体时，生物张拉整体的观点表明，人体的206块骨骼（压力支柱）通过筋膜、韧带和肌腱（张力构件）的张力而被牵拉、悬吊于空中，以此来抵抗重力。以桁架为基础的构架可结合形成越来越复杂的多边形模型，从而更好地反映我们人体的框架，这比经典物理学的形状更准确（图2.13）。

此外，考虑到碳原子、水分子、蛋白

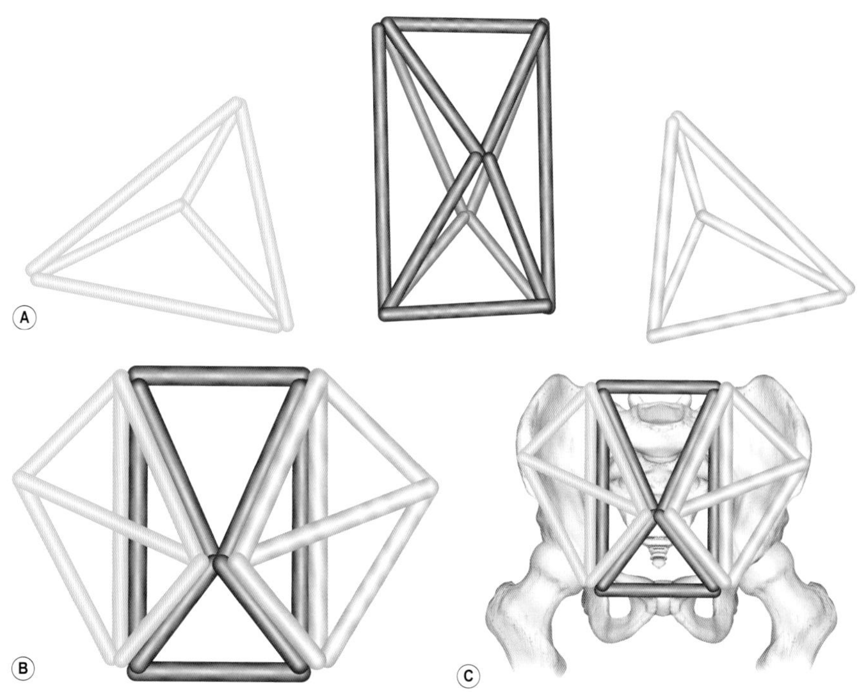

图2.13

（A）四桁架或四面体。中间的图形是由2个三棱锥的桁架在底部连接形成。当这3个图形拼接在一起时（B），它们创造出更接近人类构架的形状（C）。图中所示为髋部的模拟形状

（经Carrie D. Gaynor 和 Jennifer Wideman许可转载）

质和细胞的循环，张拉整体是生物组成的一个基本原理（Ingber，1998）。

走进微观

作为一名研究生、细胞生物学家和生物工程师，Donald Ingber 对于细胞如何在力学上相互作用很感兴趣。在那时，人们普遍认为细胞比非晶态的水泡小得多，至少就其结构而言是这样。正是在一节 3D 建模课上，Ingber 接触到了 Snelson 早期的雕塑，并且亲自用木棍和绳子做了一个张拉整体雕塑（Ingber，1998）。当他这样做时，他注意到张拉整体雕塑的表现非常像一个细胞。当他推它时，它会在张力被释放时弹回。当他牵拉它时，它会变形和弯曲，直到张力被释放。

大家都知道单独的细胞被放在不同的表面时会有不可思议的表现。例如，在有盖培养皿里，细胞会伸展和变平。当被放入可伸缩橡胶管里时，细胞会收缩和变圆，还会拉紧橡胶管的基底，使其扭曲变形（Harris et al.，1980）。注：这些实验使用的都是成纤维细胞。

Ingber 使用有弹性的绳子、木制的钉子、布和木头，构造了一个以张拉整体为基础的活细胞（连同细胞核）模型和细胞下方的培养基。总之，他发现这个模型表现得很像一个单独的细胞。这个模型最终引导着他去做一系列的实验，这些实验结果发表在他开创性的论文《张拉整体Ⅰ》和《张拉整体Ⅱ》中（Ingber，2003a，2003b）。

Ingber 进行了一系列具有独创性的实验，在这些实验中他使用磁珠和微量吸液管来搅拌细胞的胶原蛋白骨架，从而改变细胞的形状。将细胞简单地静置一段时间后，他发现那些被适当拉长的细胞茁壮生长，而那些过圆的细胞则经历了细胞凋亡或细胞坏死。通过简单地调整细胞的形状，他和他的团队能够改变这些细胞的基因程序。

此时，最好引用他本人的话："平展的细胞更容易分裂，而那些未伸展的圆形细胞激活了死亡程序，即发生细胞凋亡。当细胞既不伸展也不收缩时，它们既不分裂也不死亡。相反，它们以一种组织特有的方式分化，即毛细血管细胞形成中空的毛细血管，肝细胞分泌正常的蛋白质并将其输送至血液中。"

"因此，细胞和细胞骨架的力学重组显然可以反映细胞在做什么。"（Ingber，1998）

这就是机械传导的作用（见第 1 章）。快速回顾一下，机械传导的关键参与者是整合蛋白，它帮助细胞通过胶原蛋白基质与细胞外基质相结合。当受到压力和振动刺激时，整合蛋白将压力传导给细胞核，细胞核内发生化学变化，改变基因的表达，甚至会影响哪个基因开启、哪个基因关闭（图1.8）。我们还需要进一步了解关于机械传导的过程，但毫无疑问的是，我们多样的手法治疗确实改变了基因的表达（Banes，2012）。

但张拉整体也在发挥着作用，从细胞水平一直到宏观皆是如此。再一次引用Ingber博士的话：

"从分子到人体内的骨骼、肌肉和肌腱，张拉整体显然是自然界比较偏爱的建筑体系。举个例子，每一次当你移动手臂时，随着皮肤的伸展，细胞外基质被牵伸，细胞发生变形，构成细胞内部骨架的、相互联系的分子感受到这种牵引力——只有张拉整体能够解释这些是如何发生的，即所有这些都发生在连续性没有被破坏的情况下。"（Ingber，1998）

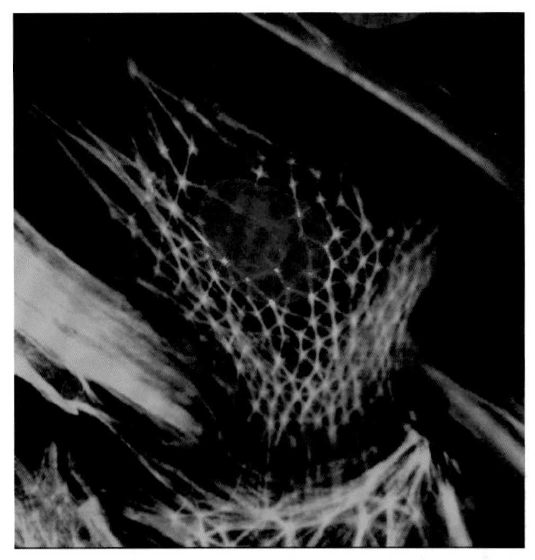

图2.14

肌动蛋白纤维构成了新生的成纤维细胞的细胞骨架（经Emilia Entcheva教授许可转载）

回到宏观

虽然我们能够清楚地看到细胞内具有特征性的三角形图案（图2.14），但它们在整个人体框架内的情况又是怎样的呢？让我们在自己身上做一些简单的实验，看看身体某一部位的张力下降时，身体其他部位的张力是如何下降的，以及相反地，某一部位的预张力（pre-tensioning）怎样在身体里创造出更高的稳定性。你自己就能感受得到。

首先让我们减小一些张力吧！

实验 1

这个实验可能对你们来说已经很熟悉，但我还是鼓励你们都尝试一下。

（1）做一个简单的标准前屈。

- 感受这种拉力，即你的身体缺乏柔韧性，从脚开始，通过小腿后侧腓肠肌，向上沿着大腿后侧肌群到达坐骨结节。注意感受是否一侧腿比另一侧要绷得更紧。
- 接下来，把注意力放在背部，比较背部左右两侧，感受哪一侧的张力更大。
- 现在，感受你的颈部——它是绷

紧的还是松弛的？你的颈部是否屈曲？如果处于屈曲状态，让它放松，除非你正在丛林里不得不观察和提防着食肉动物。

- 最后，看看你的双手。注意它们距离地面有多远，或者其中一只手是否比另一只手更低。一旦你能对这些都有了很好的了解，起身站好。

（2）准备一个网球或一个小的瑜伽滚轮，或者其他类型的软球。不要高尔夫球！高尔夫球绝对不可以。

- 坐在椅子的边缘处，在一只脚下放一个软球或滚轮。
- 向前方倾斜身体，这样你稍微屈曲的躯干产生的重力就会对球产生压力，而不是用你的腿直接向下踩（图 2.15）。
- 一旦你找到合适的压力，慢慢地，非常缓慢地用足底将球来回滚动，从足跟到足尖（图 2.16）。如果你觉得你已经足够慢了，再放慢一些。持续做 3~5 分钟。这段时间也许会让人觉得很漫长，所以请大家回想一下你刚刚读过的书或听过的音乐。

（3）从椅子上起来，比较一下你的双脚在地上的感觉。

- 现在，重复前屈的动作。两侧的张力是否一样？你的背部感觉如何？你的一只手是否比另一只手要低？这是怎么回事呢？
- 放轻松，继续往下做，在你的另一只脚上重复刚才那些动作。

现在，让我们提高稳定性。

实验 2

你需要一个伙伴来共同完成这个实验。请确保你的伙伴的肩部最近没有受伤。没有人会因为这个实验受伤，但是如果能够避免的话，我们不应以科学的名义加重损伤。

（1）和你的实验伙伴成垂直方向站立，让其举起靠近你的那侧手臂并使肘关节屈曲 90° 。

（2）把你的双手放在其屈曲的手臂上，嘱其通过收缩手臂的肌肉来抵抗你的压力（图 2.17）。向下施加压力并尝试打破这种平衡。这应该是相当简单的事情。

（3）如果你是一名普拉提爱好者，调动你的核心再次尝试。它将会帮助你稍微提高稳定性，但是也许不能像你想的那么稳定。

（4）再次尝试这个过程，但是这一次，让你的实验伙伴用力把舌头向上翘起并顶到上腭。

（5）尝试下压屈曲的手臂。

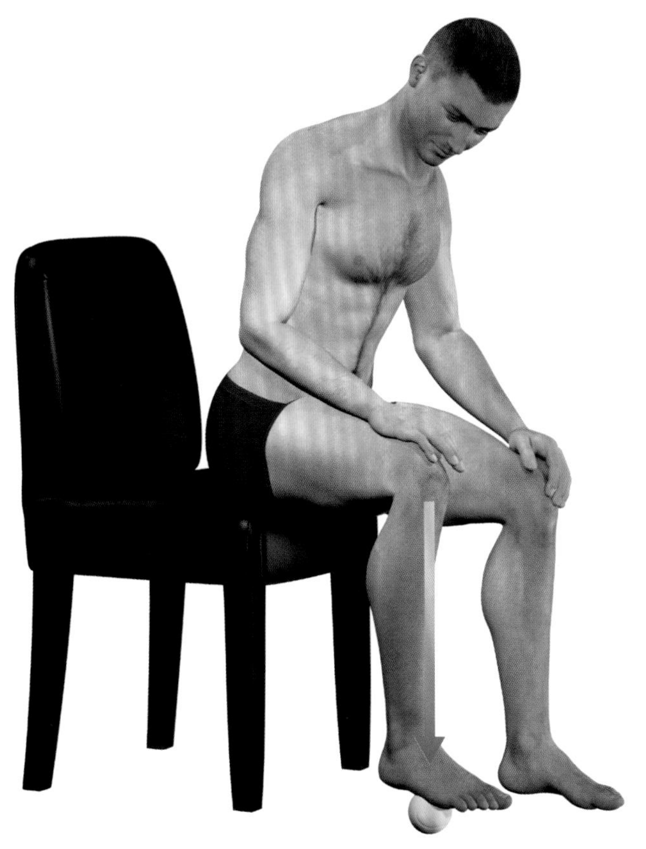

图2.15
实验1：坐位，躯干前倾，对腿部和脚施加压力

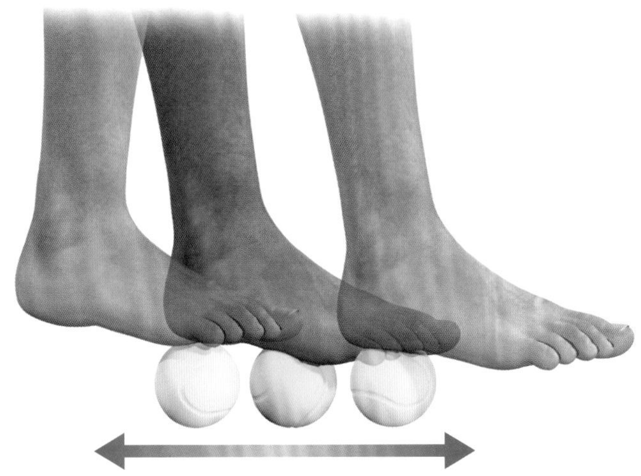

图2.16
慢慢地，非常缓慢地沿着足底将球来回滚动，从足跟到足心，然后止于足尖。别着急，只有做得足够慢才能探索和松解每个角落

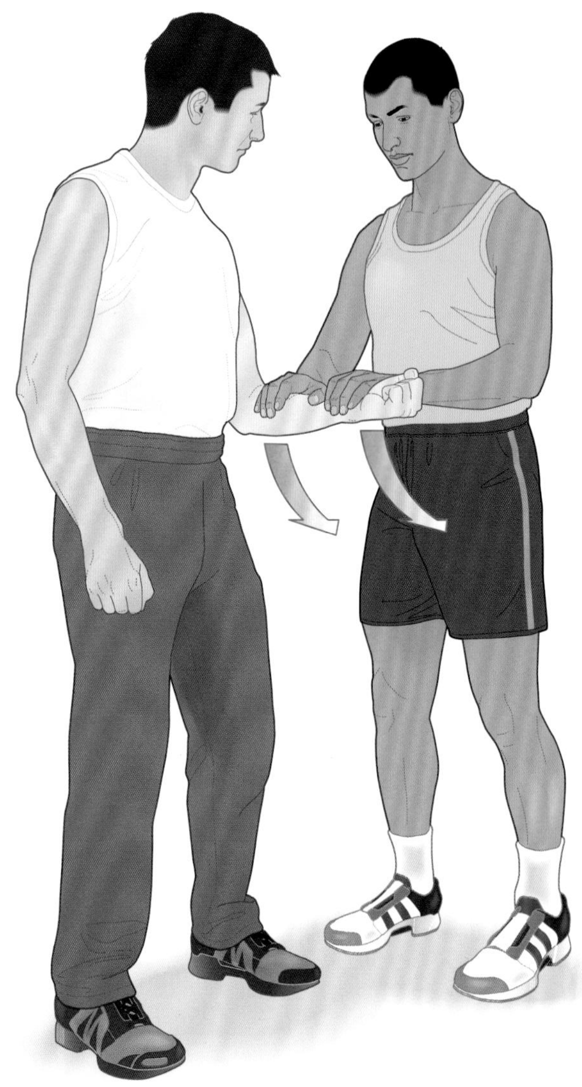

图2.17
实验2：把伙伴的手臂向你身体的方向牵拉并向下压以打破平衡

现在，当你下压其屈曲的手臂时，你会发现无论怎样做，为扰乱其重心，你所需要的力都极大地增加了。这个力甚至可能大到你必须停下，否则你的手腕会扭伤，或者你的伙伴会受伤。如果他们能够那样做并激活核心，你将不知所措。

为什么会这样呢？

在实验 1 中，我们松解了一个被称为后表线的连续性张力筋膜，更多细节请详见第 3 章（图 3.19 和 3.26）。

在实验 2 中，我们通过预拉伸连续性筋膜和力量传递系统（也称手臂后表线，图 2.18）来增加稳定性，然后通过激活臂前深线（图 2.19）——一条连接着足趾肌肉和舌肌的连续性筋膜来进一步提高身体的稳定性。

在这两个实验中，我们均改变了自己身体的预应力——在第一个实验中通过松弛来放松组织，在第二个实验中通过预应力来提高执行动作时的稳定性（在这种情况下，稳定性体现为不被撞倒）。预应力是许多体育活动至关重要的部分，例如，准确地弯弓射箭。

波兰开展过一项深入的研究，该研究将张拉整体原理应用于人体，比较两组肩痛人群的变化。受试者都接受了经典的瑞典式按摩技术治疗，其中一组受试者使用标准方法治疗，另一组受试者使用张拉整体模型治疗（Kassolik et. al.，2013）。

研究规定了非常明确的方法，比如，按摩（stroke）的类型、方向、持续时间等。

经过 2 周的时间，对照组受试者接受了 10 次 20 分钟的肩部按摩，并且特别针对三角肌和盂肱关节进行了按摩治疗。

试验组受试者的治疗区域、按摩次数和持续时间均与对照组相同，唯一的重要差异在于，研究人员根据张拉整体的原理对试验组受试者进行评估和治疗。这意味着试验组受试者被治疗的区域包括了 4 个额外的部位，这些部位由 18 个结构组成（图 2.20）。

在这些部位，研究人员沿着“肌肉－筋膜－韧带系统”对试验组受试者进行触诊并感受其张力，同时根据触诊发现的情况施加额外的瑞典式治疗手法。结果很明显。每组只有 15 例受试者，对这种类型

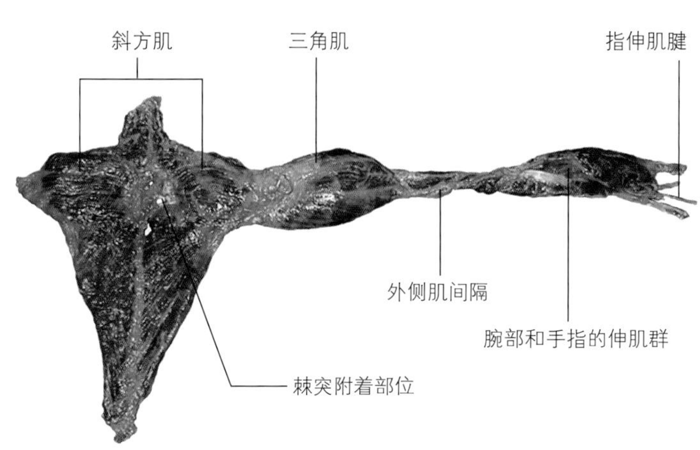

图2.18
手臂后表线
（作者拍摄，经Thomas Myers许可使用）

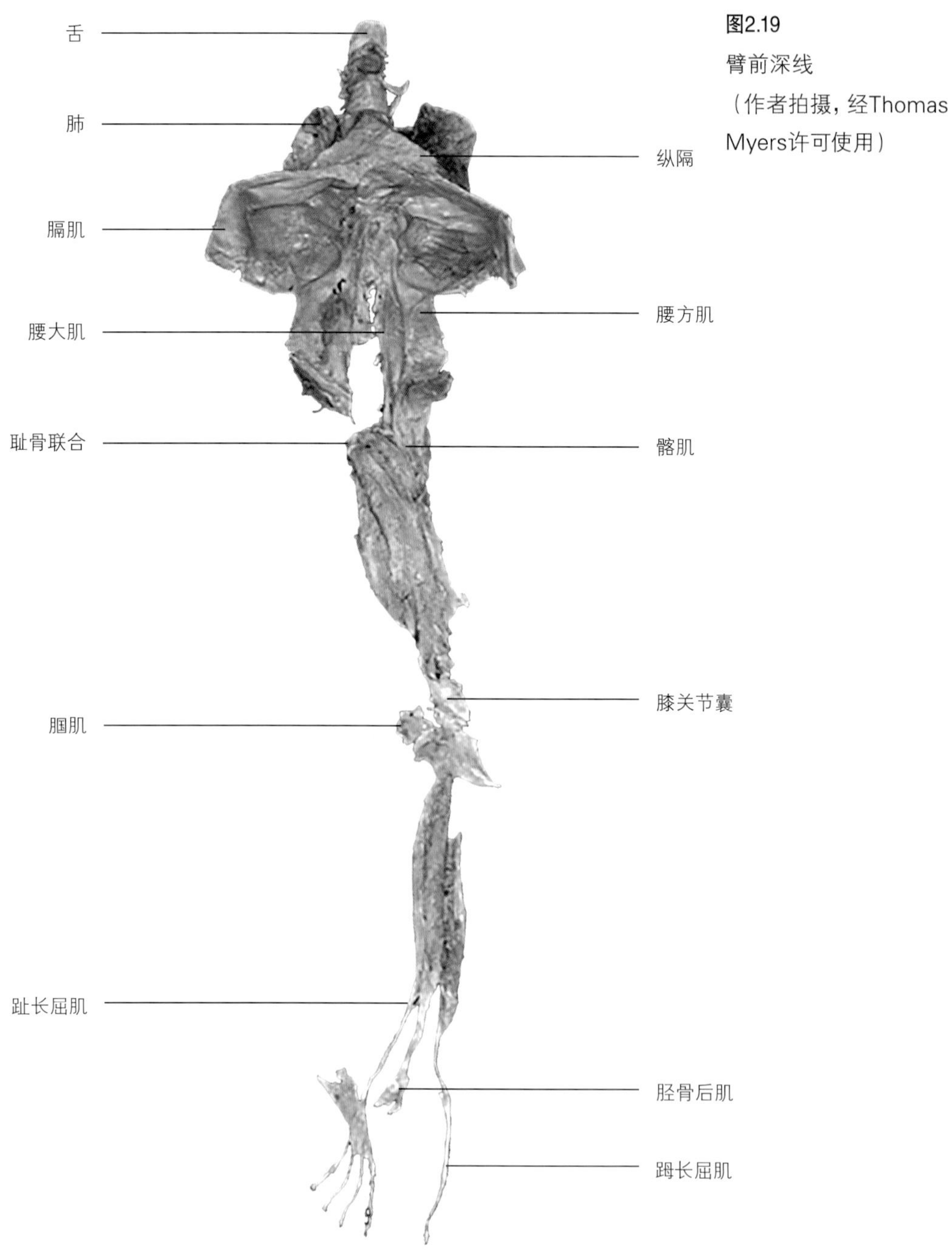

图2.19
臂前深线
（作者拍摄，经Thomas Myers许可使用）

左侧						评估的部位	右侧					
日期							日期					
						背阔肌途径						
						髂嵴外唇						
						第 5~7 胸椎棘突的外侧缘						
						腓骨肌上支持带						
						胸大肌途径						
						肱骨大结节嵴						
						髂前上棘内侧						
						第一跖骨底 – 腓骨长肌						
						前锯肌途径						
						肩胛骨上角						
						喙突						
						大转子内上侧						
						冈下窝						
						大结节						
						骶结节韧带途径						
						髂后上棘						
						骶结节韧带						
						股骨粗线中部						

图2.20
以张拉整体为原理的评估方法。根据张拉整体原理来评估患者的按摩需求的状态评估卡
（经Kassolik等许可转载）

的研究而言属于小样本。两组受试者都报告疼痛有所改善，基于张拉整体原理接受按摩治疗组在屈曲和外展的主动和被动关节活动度（range of motion，ROM）方面获得了具有统计学意义的提高。

很显然，当讲到张拉整体和人体，我们应该重新思考一下我们对人体解剖学的认识。

参考文献

Banes A J (2012) Mechanical loading & fascial changes – tendon focus. Plenary lecture, Third International Fascia Research Congress, Conference Proceedings DVD. Vancouver, BC, Canada.

Biewener A A (1998) Muscle-tendon stresses and elastic energy storage during locomotion in the horse. Comp Biochem Physiol B Biochem Mol Biol. 120 (1): 73–87.

Borelli G A (1680) De Motu Animalium [On the Movement of Animals].

Choi C (2015) The Brontosaurus is back. Evolution blog, April 7. Available: https://www.scientificamerican.com/article/the-brontosaurus-is-back1/ [June 19, 2017].

Försh P, Ólafson G, Carlsson T et al. (2016) A randomized, controlled trial of fusion surgery for lumbar spinal stenosis. N Engl J Med. April; 374 (15): 1413–1423.

Harris A K, Wild P, Stopak D (1980) Silicone rubber substrata: A new wrinkle in the study of cell locomotion. Science. April; 208 (4440): 177–179.

Ingber D E (1998) The Architecture of Life. Sci Am. January; 278 (1): 48–57.

Ingber D E (2003a) Tensegrity I. Cell structure and hierarchical systems biology. J Cell Sci. April; 116 (Pt 7): 1157–1173.

Ingber D E (2003b) Tensegrity II. How structural networks influence cellular information processing networks. J Cell Sci. April; 116 (Pt 8): 1397–1408.

Kassolik K, Andrzejewski W, Brzozowski M et al. (2013) Comparison of massage based on the tensegrity principle and classic massage in treating chronic shoulder pain. J Manipulative Physiol Ther. September; 36 (7): 418–427.

Kawakami Y, Muraoka T, Ito S et al. (2002) In vivo muscle fibre behaviour during counter-movement exercise in humans reveals a significant role for tendon elasticity. J Physiol. April; 540 (Pt 2): 635–646.

Levin S M (1981) The icosahedron as a biologic support system. Proceedings of the 34th Annual Conference on Engineering in Medicine and Biology. Houston, Texas, Volume 23: 404.

Levin S M (2011) The tensegrity-truss as a model for spine mechanics. J Mech Med Biol. 2 (3&4): 375–388.

Scarr G (2014) Biotensegrity: The Structural Basis of Life. Edinburgh, UK: Handspring Publishing: 34.

Snelson K (2013) Lecture appearance, Carnegie Museum of Art, Pittsburgh, Pennsylvania. See also The Father of Tensegrity. Available: http://fascialconnections.com/the-father-of-tensegrity-kenneth-snelson [Mar 14, 2017].

延伸阅读

Martin D-C (2016) Living Biotensegrity: Interplay of Tension and Compression in the Body. Munich, Germany: Kiener Press.

Scarr G (2014) Biotensegrity: The Structural Basis of Life. Edinburgh, UK: Handspring Publishing.

第3章　筋膜与解剖

“动物体内的任何结构都没有像被归类为低等组织的筋膜那样在所谓的解剖学家的手中遭受如此多的破坏和摒弃。无论解剖学的研究进展如何，它总是与福尔马林这种用于解剖材料硬化和防腐的试剂有关。我们无法断言，关于筋膜排布的概念或描述可以通过现代实用解剖学的方法来解释清楚。”

“对医学生来说，对人体筋膜的研究是最令人困惑的研究之一。在一定程度上讲，这是因为低等动物解剖学中没有详细描述这种组织，或者是因为人体解剖学中关于筋膜的描述容易使人们忽略其重要性和作用。但筋膜本身非常有趣，在实用解剖学领域，很少有哪种组织会像筋膜一样在实用医学和外科手术研究上贡献那么多。”

——Frederic Wood Jones，1920 年

引言

我永远记得在俄亥俄州哥伦布市我的第一个动手实践的学习班。为了确保每一个细节的准确性，我和我的教学伙伴在前一天熬夜到很晚。这是我们的第一次“独唱演出”，没有年长的、更有经验的老师作为后盾来帮助我们处理那些困难的问题。当然这也有积极的方面——我们不会因为担心在年长的、更有经验的老师面前失败而感到紧张。

但其中有一名学生是来自附近大学的现任解剖学教授。他已经在这个职位上工作了近 20 年。不过我想他很可能会坐在家里读文献，而不是去上课。所以我怀着自信和恐慌的复杂心情走进了课堂。

讲座过了一半，我正在展示一些初步解剖（相对粗糙的）的筋膜照片，这是我和另一名同事在后表线的连续性筋膜上提取出来的（图 3.1）。这时，那名教授捂着脸心痛地大声说道：“这么多年来，我竟然一直舍弃了最好的部分！”

在一年级的医学解剖课上，情况大多如此。在解剖时，从尸体上解剖下来的一切结构都会被小心翼翼地装袋和标记，从而在完成解剖后，人们能够将其送回给尸体的家人去埋葬。但其中不包括占了最大部分的筋膜——它们通常会被丢进垃圾

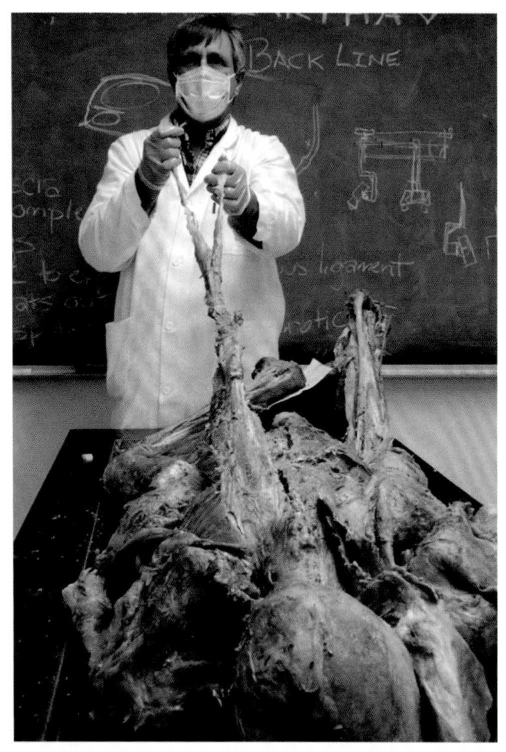

图3.1
最初，解剖学的探索并不优美。这里我们看到，Thomas Myers正在对解剖列车的概念进行第一次探索。他举起大腿后侧肌群，展示出从大腿后侧肌群到骶结节韧带、连到背部竖脊肌的筋膜连接
（经Thomas Myers许可使用）

箱，学术上称其为“医疗废物”。

我们很容易理解为什么筋膜一直被忽视。首先，它阻挡学生们去观察最想看到的“好的结构”。其次，大部分的解剖书都忽略了筋膜，除了在某些必要的时候（即专门介绍足底腱膜和胸腰筋膜的部分）。最后，即使有研究非常详尽地展示了在髂嵴与腰椎之间清楚的筋膜连接——它从腰背筋膜分离出来（Bogduk，1980；Bogduk et al.，1982），但这些研究并没有产生很大的影响。在 2008 年的一项关于髂胫束（iliotibial tract，ITT，通常也被称为髂胫带）的研究中，筋膜也被排除在外（Benjamin et al.，2008）。在另一篇关于髂胫束的杰出论文中，Benjamin 选择听从联邦委员会解剖学术语小组（Federative Committee on Anatomical Terminology，FCAT）的建议，对筋膜和腱膜进行了区分。他决定将髂胫束描述为腱膜（其本质是一个宽而平坦的肌腱），也移除了其他不符合腱膜定义的结构。按照这个标准，他们切除了髂胫束中最致密和最重要的部分——连接髂嵴外侧、在性质上更偏向于韧带的组织（图 3.2）。

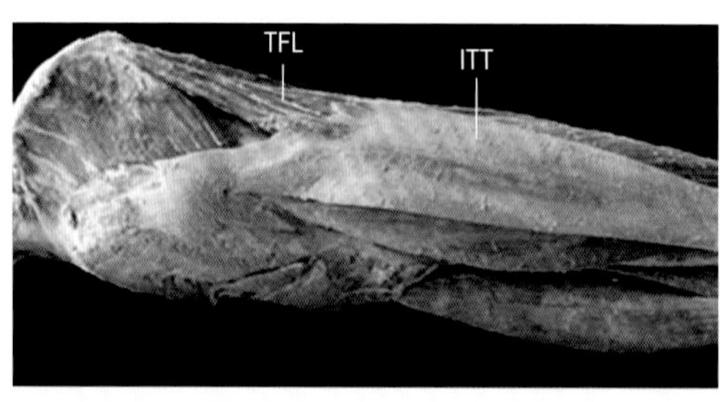

图3.2
这个解剖结构展示了构成髂胫束的筋膜主要终止于阔筋膜张肌（tensor fascia lata，TFL）
（经Benjamin等许可转载，2008）

被切除的这部分组织是阔筋膜和臀肌筋膜的一部分，在从膝关节到臀部的力的传递过程中起着重要的作用（图 3.3）。它和髂胫束肌腱插入点也存在着联系（Stecco et al.，2013）。这些事实使一些临床医师认识到，臀大肌可能在膝关节和髂胫束的疼痛机制和相应的治疗方面发挥着作用。然而，这个至关重要的连接结构在这项出色的研究中被切除了，因为它不符合那个明确的定义。尽管如此，但说句公道话，Benjamin 也曾经发表过论文，以期强调筋膜的重要作用（Benjamin，2009）。

当我发现防腐尸体的筋膜和湿性热绝缘体一样有趣时，我真的想知道如此随

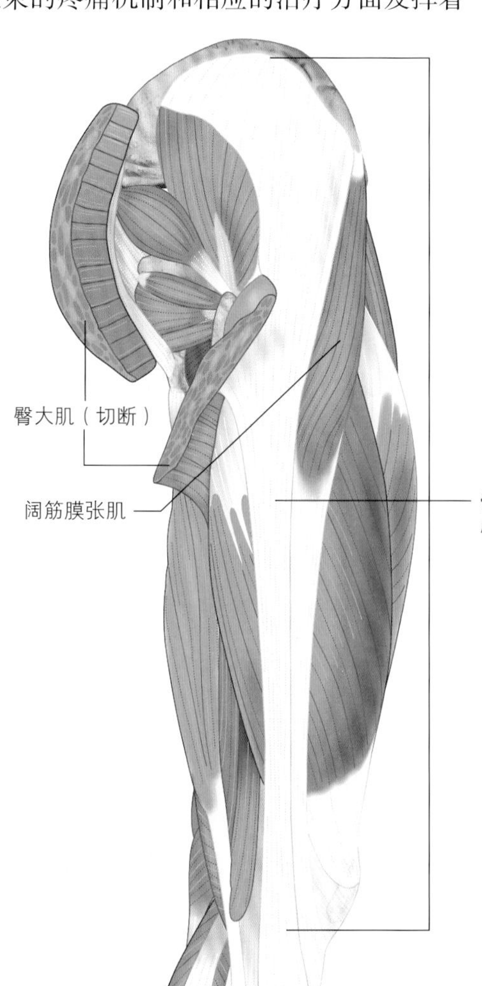

图3.3
按照惯例显示大腿部，可见髂胫束的筋膜与髂嵴相延续。注：图中的臀大肌被反折或向后拉起，以暴露其下方深层的外旋肌群

意地忽略结缔组织是否会引起无意识的偏见，从而忽视其重要性。解剖学的探索和操作会引导人们对解剖学的思考和认知吗?

在现如今大多数的医学院里，解剖学的权威教材是《格兰特解剖学》(*Grant's Dissector*)(Detton，2016)以及 Frank Netter 的解剖学图谱(2014)。前者提供了循序渐进的指导，使读者了解如何操作才能使一切组织和结构看起来都和它本来的样子一样。而 Netter 的图谱则可以作为一个极好的、非常准确的参考。Netter 在儿提时就渴望成为一名画家，但他后来进入了医学院校并成为一位外科医师。之后他将他所热爱的绘画和医学相融合，成为有史以来最棒的医学插画家之一。

Thomas Findley 曾跟我讲过这样一个笑话：

"什么是筋膜？"

"就是一切你在 Netter 的解剖学图谱中没有看到的东西。"

虽然有人可能会认为筋膜没有多大用处，但公正地讲，这是因为他没有接受过相应的训练以使其理解他所看到的东西的重要性。这是一个在解剖学发展史上反复出现的情况。

开端

大约在公元 200 年的古罗马帝国时代，有一名伟大的医学家和哲学家 Galen(盖伦)。那个时代的人们认为，通过切割人类身体来了解其组成及功能是会被诅咒的，人们甚至认为这是完全亵渎神明的行为。最初，人体解剖遭到了基督教会的禁止，后来天主教会和伊斯兰教也禁止了这种做法。

所以 Galen 只能通过解剖动物学习解剖学(在古希腊时期，"anatomy"一词的字面意思为"分割")，而他解剖的动物主要是猪和猴子。人们想当然地认为，人体的解剖结构与这些动物的解剖结构相同。所以，Galen 的一些观点是错的，比如他认为心脏有 3 个心室而不是 4 个，还认为肝脏有 5 个叶。当探索和学习过程中出现假设时，很容易发生这种情况。

这些不准确的、甚至可能完全错误的思想，连同一些正确的思想一起被延续下来并主导了 1100 年左右。直到 1315 年，在获得罗马教廷的批准后，在 Mondino de' Luzzi 的领导下，在意大利博洛尼亚(Wilson，1987)开展了第一次有记录的公开人体解剖。Mondino de'Luzzi 后来的著作 *Anathomia Mundini* 成为了解剖学的新标准。不幸的是，正如人们通常所言，人类只看到他们期望看到的事物，这使 Galen 所有不准确的解剖学假设继续延续了下去。

教皇西克斯图斯四世在 1482 年颁布了法令，允许对被定罪的罪犯在其死后进行解剖，并在之后举行一个正式的基督教葬礼。通过对尸体进行解剖，人体解剖学研究开始发展起来。但不幸的是，它仍被de'Luzzi的文章中许多错误的观点所引导。

需要注意的是，在那个年代，内科医师对于学习解剖学普遍存在轻微的蔑视。当一个人能通过阅读Galen和de'Luzzi的论著而把一切他需要知道的东西学得非常好时，为什么要去解剖而使双手变脏、沾上血呢？而且，这类工作是留给外科医师做的。内科医师认为，往坏了说，外科医师不比屠夫好多少，往好了说，外科医师也只不过是技艺高超的木匠。当时，内科医师在所有的医学院均占据着主导地位。这些偏见又延续了75年。

为了更充分地理解当时的解剖学研究状况，请想象一下阅读上述解剖学家的论著，但没有任何插图的情形。那时的解剖学研究看起来完全是荒诞的行为，但那就是那个时代的情况。

在中世纪时期，内科医师和画家对于精确描述人体都没有很大的兴趣。直到文艺复兴时期，画家们开始探索用写实的方式描绘身体，这种情况才有所改变。从文化的角度讲，或者至少医师们和医学教授们坚信，插图会使学科变得廉价——医学是一件严肃的事情，不是给小孩子看的那种随意的书。

第一本尝试去描绘人体解剖的现实主义素描书（这里的关键词是“尝试”）是1491年在威尼斯出版的《医学汇编》（*Fasciculus Medicinae*）。它收集了中世纪晚期的6篇论述，其中最著名的是这幅声名狼藉的插图《受伤的男人》（*Wound man*）（图3.4）。这是一本因使用了插图而具有开创性的书，但我想这样的插图是

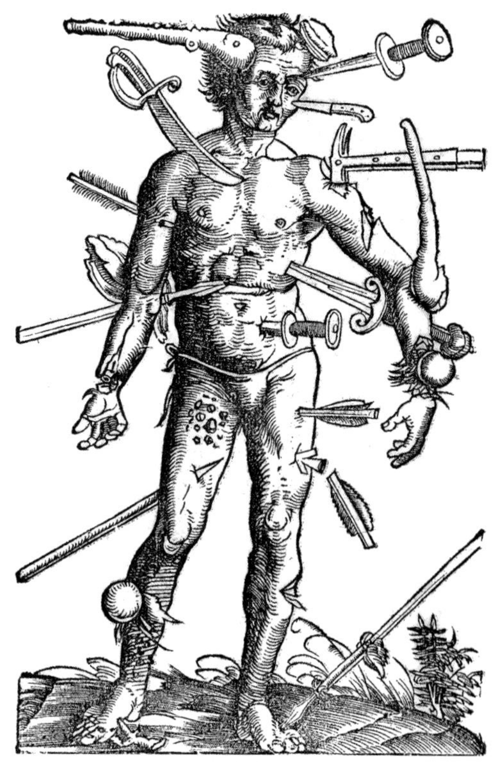

图3.4
这幅声名狼藉的插图《受伤的男人》诞生于1491年，这幅有些可怕又有些可笑的绘画描绘了一个人在事故或战役中可能遭受的各种各样的伤害。相对应的论述中也有建议采取的治疗方案。从1519年开始，这幅画中又新增加了一个炮弹。此图由Hans von Gersdorff修改完成（由Wellcome Images供图）

否反而增加了人们对于插图的偏见，使人们更加反对在专业性论著中使用插图。

颇具讽刺意味的是，或许是上天注定，一位来自意大利帕多瓦的医师意识到了医学插图的潜在作用。他的所作所为使医学研究焕然一新。

一个来自帕多瓦的人

这个故事是这样开始的。一天，Andreas Vesalius（图 3.5）在讲授一堂关于放血（来减轻炎症）要点的课程，他觉得准备一张显示人体血管的大的图谱或许可以帮助他阐述得更清楚。此后，事情进行得很顺利，Vesalius 和他的学生们一起继续绘制了更多的图片来辅助他进行授课。我们甚至可以说，是 Vesalius 发明了幻灯片。

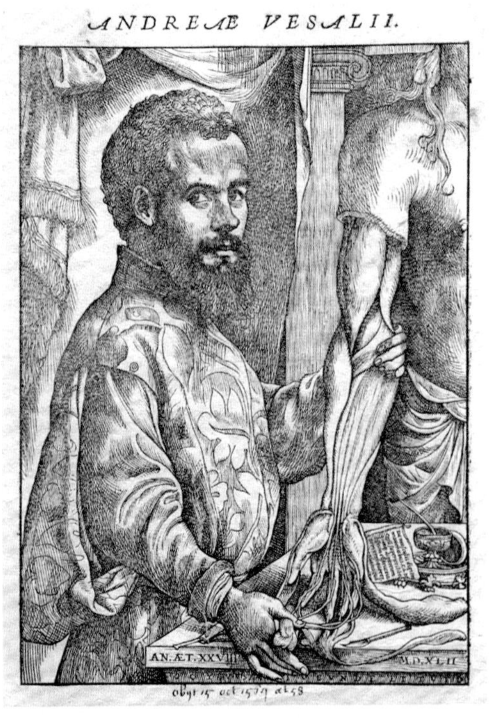

图3.5

现代解剖学之父Andreas Vesalius（安德烈·维萨里）的肖像

这也帮助 Vesalius 和他雇佣的插画师获得了医学绘图方面的成就（图 3.6）。1538 年，Vesalius 出版了他的 6 幅画稿，但没有正式的标题，因此被称为《解剖六图》（*Tabulae anatomicae sex*）。显然，这些图谱非常受欢迎，而且被广泛使用，但至今为止仅有 2 幅完整的副本被保存下来。有人甚至可能会说，Vesalius 开创了出版业。

虽然这些图谱很受欢迎，但它们依然存在错误。简单地说，插图中正确的内容就是 Galen 的解剖观点中正确的部分，插图中错的内容就是 Galen 的解剖观点中错误的部分。虽然其中确实包括了 Galen 的五叶肝脏，但 Vesalius 也绘制了一个更接近我们目前所认知的肝脏。这件事可以反映出 Vesalius 的解剖学认知正在发生改变。

认知上的改变仍然在延续着。当 Giunta 出版社决定以拉丁文出版新一版的 Galen 论著时，他们邀请 Vesalius 来修订现存的译本。前几卷的修订很容易，但是 Vesalius 对第三卷《解剖步骤》（*On Anatomical*

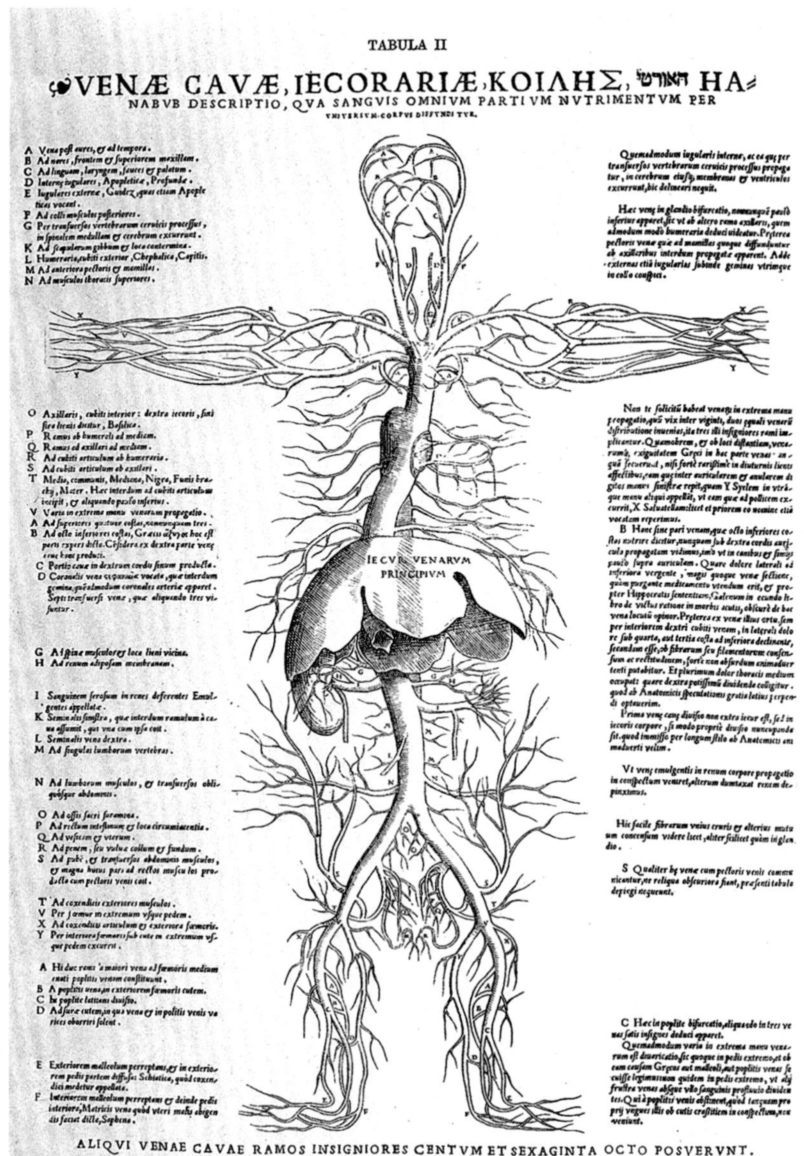

图3.6

这是Vesalius的一幅早期插图作品，来自《解剖六图》，该图描绘了神经系统、心脏和肾

（由伦敦Wellcome图书馆提供）

Procedures）进行了大篇幅的修订，以至于 Giunta 出版社的主编认为，实质上 Vesalius 进行了重新撰写。

6 年之后，1543 年，Vesalius 的代表作《人体构造》（*De Humani Corporis Fabrica*）正式出版。该书内容详细，并有大篇幅的注释，还配有很多大幅的、详细的插图，这些插图来自 16 世纪的精致木雕。

《人体构造》树立了新的标准。虽然这其中依然有很多错误（在那个年代，还没有防腐剂和用于固定的试剂，尸体的腐烂会严重影响很多早期解剖学家的工作），但大多数的观点是正确的。书中大胆地指出了 Galen 的错误观点，并坚持认为了解自然界的唯一方法就是观察及准确（或者尽可能准确）地记录这个世界。虽然 Vesalius 没有提出这个科学方法，但他实际上是按照这个原则做的。

《人体构造》一书中没有对筋膜进行准确的描述，但一些图片中显示了结缔组织，并暗示了可能的力的传递模式（图 3.7）

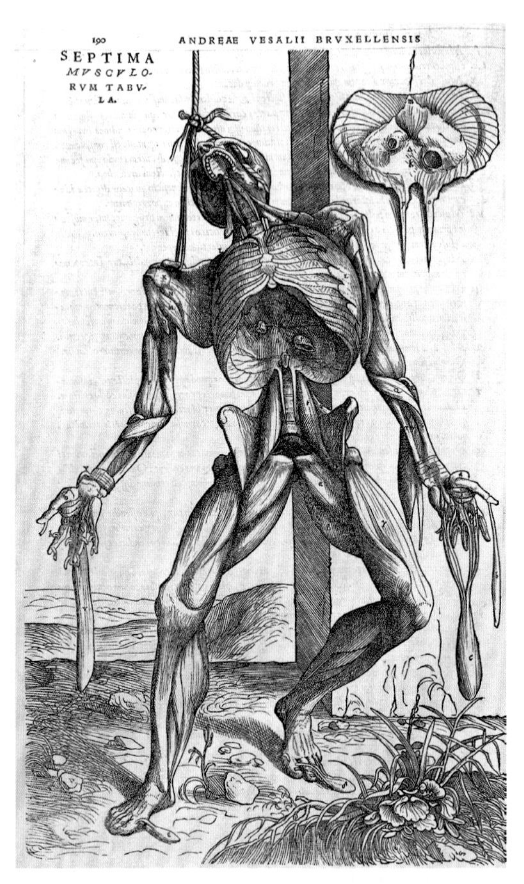

图3.7

Vesalius的《人体构造》中的图片。虽然其中没有关于筋膜的描述，但图中更重的黑线从足底沿着小腿内侧延伸到了大腿和腰肌，提示存在某种连续性（详见后文图3.23中关于前深线的内容）

（由伦敦Wellcome图书馆提供）

当然，这只是我个人的理解。另外一些人则认为，考虑到 Vesalius 所坚持的准确描述观察所见的原则，更重的黑线似乎提示着某种连续性。当然，这个概念是在至少 150 年之后才出现的，正如以下这篇 1707 年的文章中所阐述的那样，流畅而优美的动作需要健康的筋膜：

“膜的作用是包裹并覆盖某些结构，加强保护，使其避免受到其下方的骨骼的伤害，并为其上方的网状血管提供支撑。……”

上文强调了筋膜的包裹作用，文章继续写道：

"……为了使各部分联系在一起；并且它值得我们去观察，因为各个结构之间之所以能够协调、密切地联系在一起，在很大程度上取决于它们的纤维性联系。"（Douglas，1707）

然而，似乎直到18世纪末期，人们才明确提出这样的观点，即筋膜是一个隔离层或者包裹器官的结构。让我们比较一下以下两篇文章中所阐述的内容：

"筋膜（一种类似于绷带的结构）是指分布于全身各处、长度和厚度各不相同的纤维薄层，其作用是覆盖或保护更软和更脆弱的器官。"（Wilson，1892）

"筋膜（一种类似于绷带的结构）是指各种厚度和强度的纤维间隙薄层或腱膜薄层，分布在全身的各个区域，覆盖更柔软和更精细的器官。"（Gray，1893）

虽然Wilson和Gray关于筋膜的重要阐述都是以肌肉为背景的（Gray的阐述中一个很有意义的观点是阐述了筋膜的局部解剖变异），但上述摘录的文字和19世纪初对筋膜的描述一样令人兴奋。而在19世纪与20世纪之交，大洋彼岸开始了一场无声的革命。Gray和Wilson都是英国人。

一个来自堪萨斯州的人

整骨疗法的开创者Andrew Taylor Still博士（图3.8）出生于1828年。他是家中的9个孩子之一，他的父亲是一位内科医师和卫理公会的牧师。他在10岁时的某一天患了偏头痛，于是他把一个绳圈挂在距离地面8in（约20cm）的高度，垫上毯子，把头部枕在毯子上，然后就这样睡着了。当他醒来时，他不再感到头痛和恶心。此后每次当他感到头痛即将发作时，他就按照这种方法进行自我治疗。很多年之后，他意识到他的做法是在对枕神经进行牵引，并

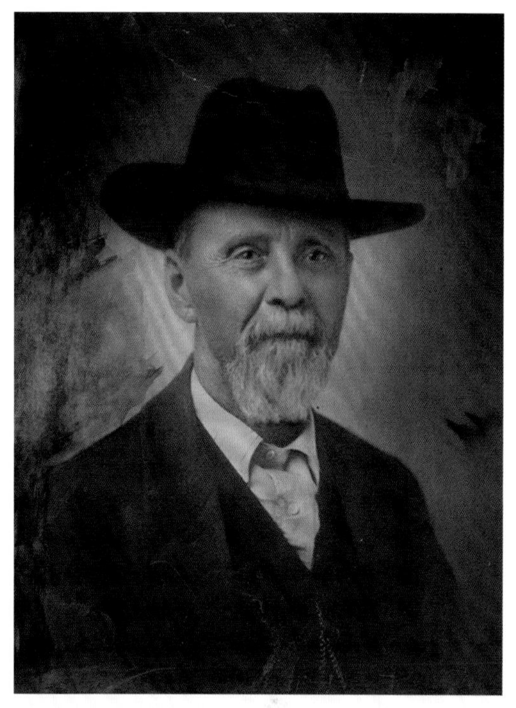

图3.8
Andrew Taylor Still的肖像，他是整骨疗法的开创者
（整骨医学博物馆，美国密苏里州，柯克斯维尔，1980.406.01）

且利用枕骨结节的压力改变了血流方式。Andrew 后来认为，那是世界上第一次整骨治疗。

在他 20 多岁时，他跟着父亲做了 2 年的学徒，学习如何成为一名内科医师。他还从事过很多其他的职业，包括农民和教师。他对工程设计非常着迷，他曾设计了一款改良的黄油搅拌器并申请获得了专利，若干年之后他又取得了一个无烟熔炉的专利。作为一名坚定的废奴主义者，在 1857 年，他被选举成为一名堪萨斯州议员。

1861 年，33 岁的 Andrew 在美国内战期间加入了联邦军，成为一名步兵。虽然有些资料记载他担任的是医院管理人员并负责做手术，但他的自传没有提到这些，他只是一名士兵。1864 年，Andrew 回到家中。和家人的重聚并没有使他感到放松，只是令他感到悲伤。他有 3 个孩子在 2 周内相继死于脊膜炎。2 周后，他的小女儿又死于肺炎。

这让他陷入了悲伤，也让他开始改变他的行医方式。他开始面临新的挑战并开始新的探索，包括模仿耶稣的"抚头顶祝福礼疗法"来帮助治愈患者，结果他被正式逐出卫理公会。他也因此被人们称为"撒旦的代理人"，最终不得不把家人和诊所搬到了密苏里州的柯克斯维尔。

Andrew 将自己称为"闪电正骨师（lightning bone setter）"。随着他的实践越来越成功，他后来又发明了一个术语"整骨疗法（osteopath）"，并最终于 1892 年开设了美国整骨疗法学校（American School of Osteopathy）。整骨疗法的基础理论之一是肌肉骨骼系统在健康和疾病中都起着至关重要的作用。他对筋膜尤其着迷。

1899 年，Andrew 医师曾这样描述筋膜：

"……筋膜连接着每一块肌肉、每一条静脉、每一条神经和体内所有的器官。它是一个几乎由神经、细胞和管道组成的网络，神经、细胞和各种管道起自这个网络，又终止于这个网络；不计其数的神经元和神经纤维在其中纵横交错并将其填充，它分泌和排泄着液体，充满活力和破坏性。由于它的活动，我们活着；由于它的功能衰竭，我们萎缩或肿胀，然后死去。"

此外：

"在所有肌肉中，每一根纤维的柔韧性都归功于隔垫（septum-washer），该结构有助于所有相邻肌肉和韧带之间的相互滑动，使之没有摩擦，也没有损伤。……它甚至能进入它自身最细小的纤维结构中来赋予和提高它的滑动弹性。"（Still，1899）

让我们来了解一下这些纤维的分布。

"筋膜肌肉骨骼"系统

我并不想提倡使用一个更复杂的术语，但通常使用的术语"肌肉骨骼"会遗漏这个系统工作时的一个重要组成部分——筋膜。正如在本章前面提到的，大多数的解剖学书籍通常不会介绍筋膜的相关内容，除非是在绝对必要时。书中通常介绍的筋膜结构（如足底筋膜、髂胫束、胸腰筋膜等）有助于强化以部分为基础的思维。例如，在几乎每本解剖书里，对大腿区域的常见描绘都类似于图 3.9A，而对其更精确的描绘则如图 3.9B 所示。所有的结构都是可以辨识的，但是附加了一层结缔组织。

本章将会深入介绍这一层深筋膜，需要说明的是，虽然本章将突出介绍深筋膜及其细微结构，但它实际上来自一个单一的、统一的组织，这个组织就像神经系统或循环系统一样，都是一个不可分割的整体。

深筋膜

不同于皮肤下方的疏松结缔组织层，深筋膜更为致密，并且其结构比浅筋膜更有条理性。深筋膜包含多层结构，并与肌肉组织紧密联系在一起（图 3.10），这其中包括所有的腱膜和肌外膜（Stecco，2015）。

深筋膜通常被视为人体内由纤维成分

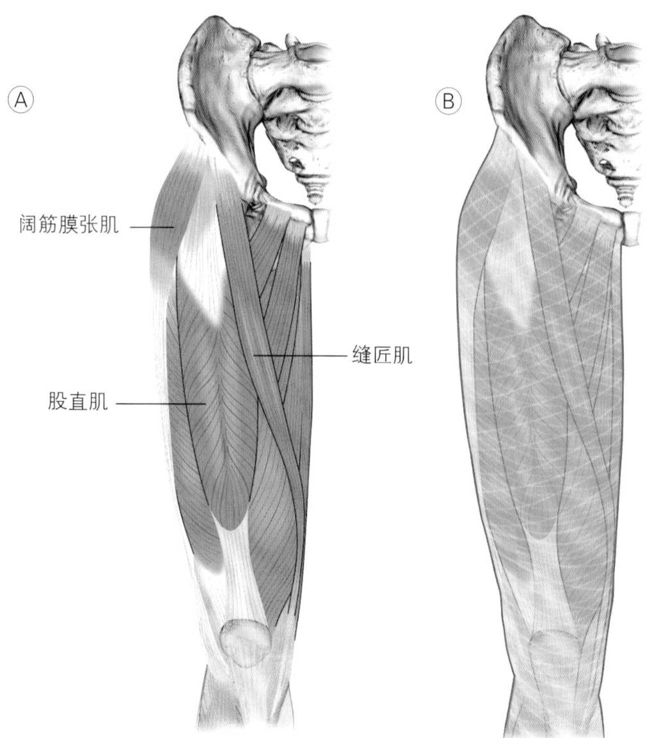

图 3.9
典型的大腿区域的解剖示意图。A、B所示同一部位，B图附加展示了肌外膜或筋膜层

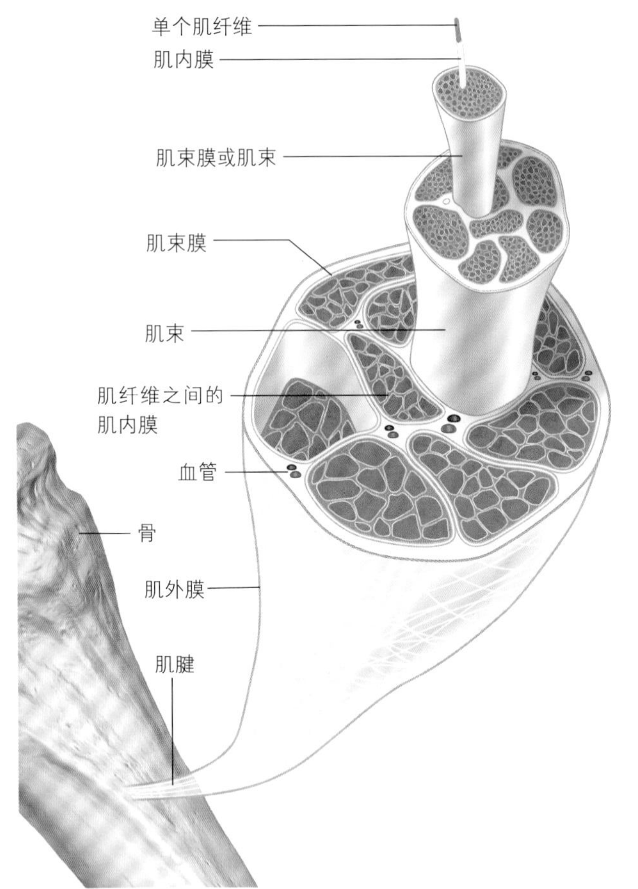

图3.10
深筋膜层从肌外膜贯穿到肌内膜，肌内膜包裹着每根肌纤维

构成的、具有弹性的“紧身衣”。其中最里面的部分剥离形成肌束膜，或者称为每块肌肉的“筋膜口袋”。人体内约有 640 个“口袋”来保持每条肌肉之间彼此分隔，但是它们之间又是相互连接的。也可以用橙子来打个比方，尽管它已经被很多人提及，但它的确是帮助理解这个概念最简单的方法（图 3.11）。

肌外膜也与连接着肌肉和骨骼的肌腱相延续。这些相互连接的肌肉或肌筋膜单位，通过它们之间润滑的、富含透明质酸的疏松结缔组织层，在肌外膜“口袋”中自由地相互滑动（Stecco et al., 2011）。肌外膜也参与肌肉表面力的传递（Huijing，2007）。还应注意的是，在肌束膜周围存在着很多具有收缩性的肌成纤维细胞（Borg & Caulfield，1980）。

和肌外膜有关，但是在形式上与之分开且没有连续性的是肌间隔。在四肢，这些坚韧的筋膜层构成了一个个筋膜室（图 3.12）的间隔，协同肌纤维紧密地排列在一个筋膜室内，

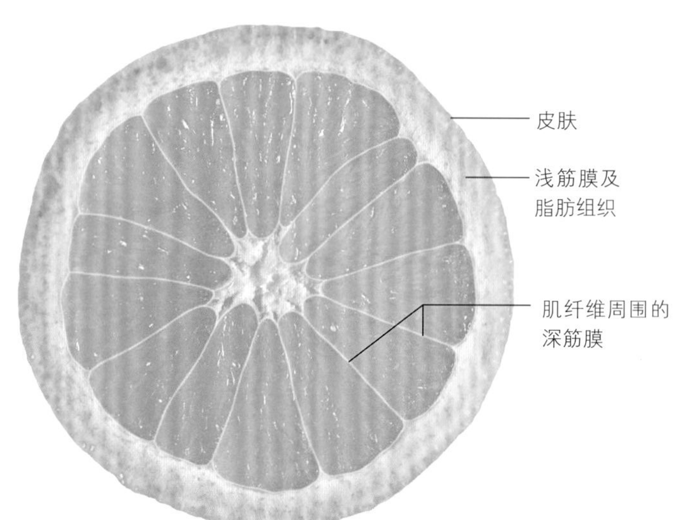

图3.11
经典的橙子模型很形象地显示了浅筋膜层和深筋膜层可以使其内容物既相互分隔开，又相互连接在一起

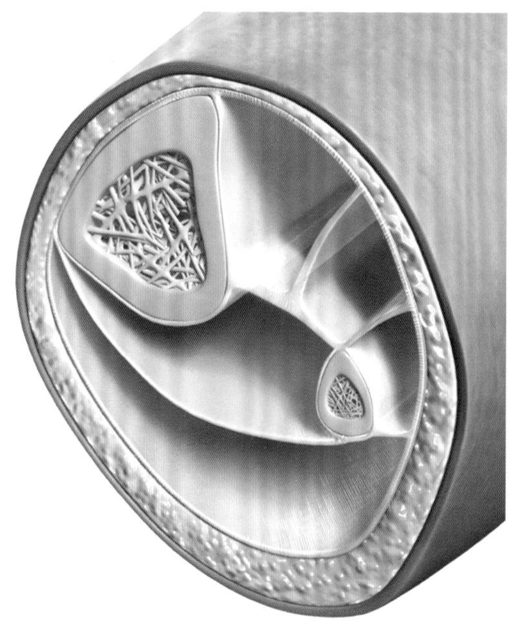

图3.12
下肢的筋膜室
（插图来自fascialnet.com）

从而提高了肌肉的收缩效率（Pursow，2010）。

在肌外膜的内部，存在着被称作肌束膜的筋膜层（图 3.13）。肌束膜将若干肌纤维包裹形成较小的肌束（fascicles）。这个术语也可以被用于指代其他任何成束的组织（如神经纤维）。虽然肌束膜是一系列更小的"袋子"，但肌束膜与肌肉外面的肌外膜是相连的。

但筋膜并不仅仅包括肌外膜和肌束膜。每一条肌纤维都被一层被称为肌内膜的筋膜所包裹（图 3.14）。肌内膜形成一个连续性的骨架结构，连接起肌外膜内部的所有肌纤维。这个蜂窝状的胶原成分使压力分散到每个单独的肌纤维，从而形成另一种生物张拉整体结构。但是，筋膜并未止步于此。

让我们在电子显微镜下来观察。我们

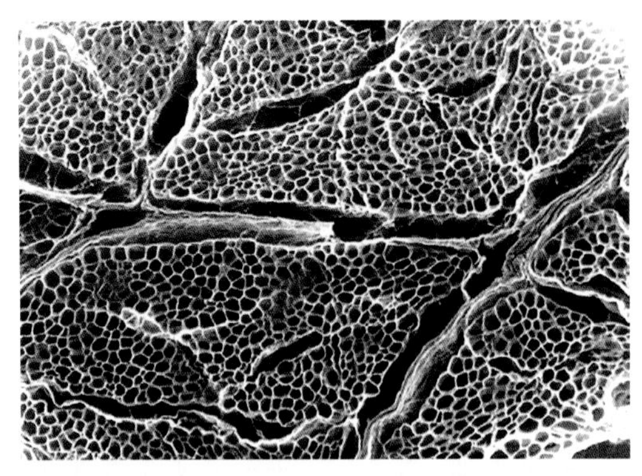

图 3.13

在电子显微镜下，牛肉的肌束膜和肌内膜的图像。图中的小管为肌内膜，大而宽的胶原蛋白为肌束膜

（2010年经Purslow 许可转载）

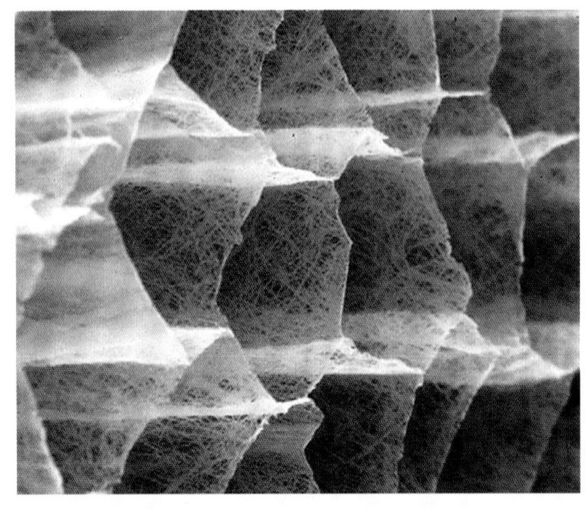

图3.14

肌内膜管的极端特写。注意，即使在这个微观层面上，胶原网络也是相互缠绕的

（2010年经 Purslow 许可转载）

可以看到，胶原纤维形成了一个纵向的网状结构（图 3.15），这个网状结构穿过肌外膜并延伸到其邻近的拮抗肌上。但它并没有终止于此。胶原纤维继续分为越来越小的分支，然后进入细胞壁（图 3.16A）。在更高的放大倍数下进行观察，可以看到细胞和纤维上的整合素受体进入了细胞核（图 3.16B）。

因此，我们体内有一个纤维网状结构，这是一个来自皮肤下方的、完整的连续性结构，并与细胞核存在联系通路。这些纤维连接着细胞的内部和外部，并且它们所形成的全身网状结构可对压力和张力做出即时的反应。

如果筋膜系统是如此巨大和复杂，要如何简化才能在解剖背景中更好地理解它？可能需要制作出更好的图谱。

是的，它们之间都存在着相互联系

Frederic Wood Jones

Frederic Wood Jones 是澳大利亚墨尔本大学的解剖学教授，后来担任英国曼彻斯特大学的解剖系主任。他出版了很多关于各种论题的论著并受到了高度关注，其中最著名的一件事是他对 Charles Darwin 提出了强烈的反对观点。他将人类与猿类之间的相似处作为趋同进化论的一个依据。

趋同进化论提出了自然界的一个趋势，即大量不同的物种会进化出相似的特征。

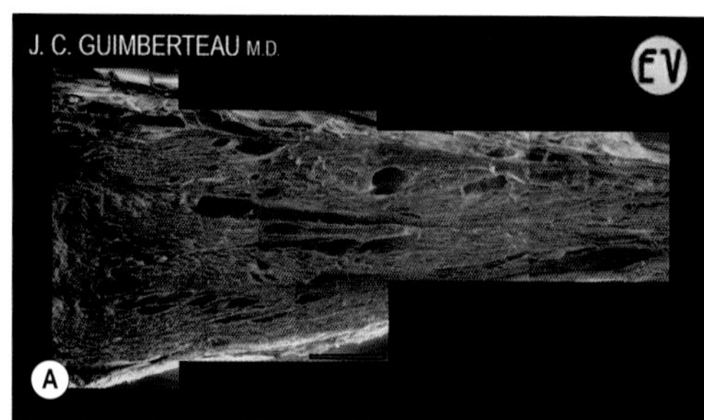

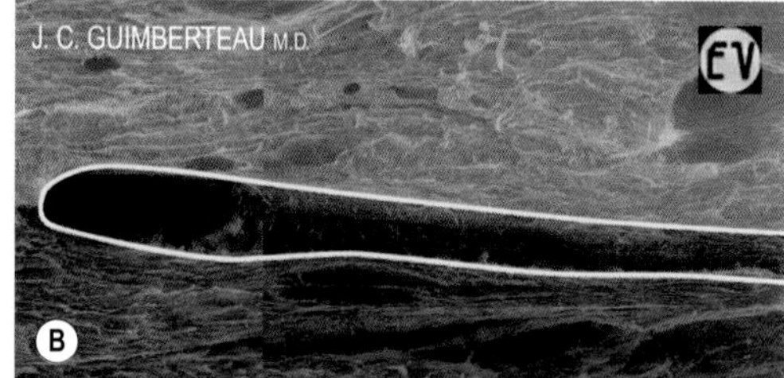

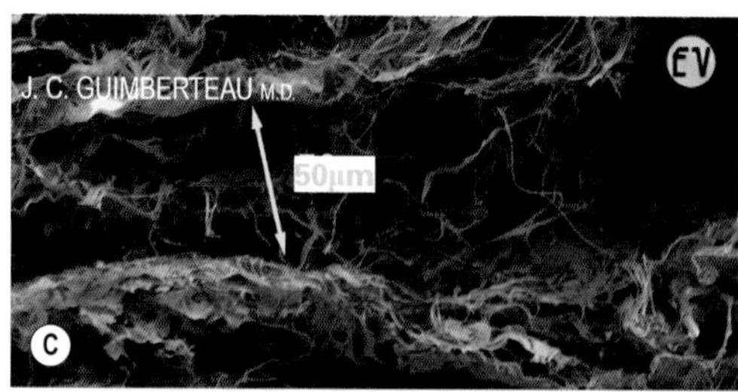

图3.15

（A）大鼠胫骨肌和腓肠肌之间的纵向胶原网络。（B）两块肌肉之间“分离”区域的特写。（C）进一步放大，这个“分离”区域的宽度为50μm（约0.0019685in）

［来自名为《认知肌肉》（*Muscle Attitudes*）的DVD。经Endovivo Productions 公司和 J.-C. Guimberteau 博士许可转载］

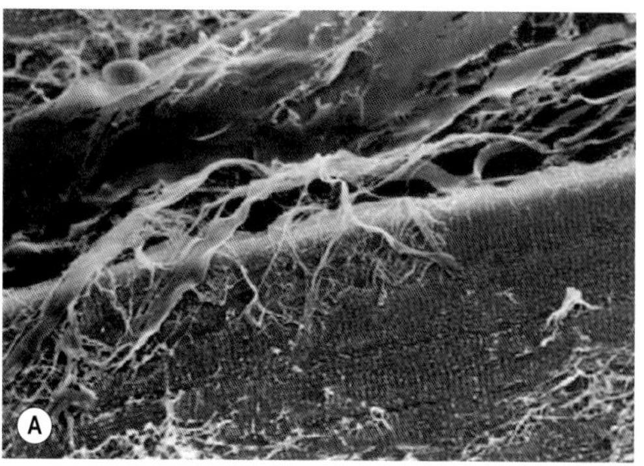

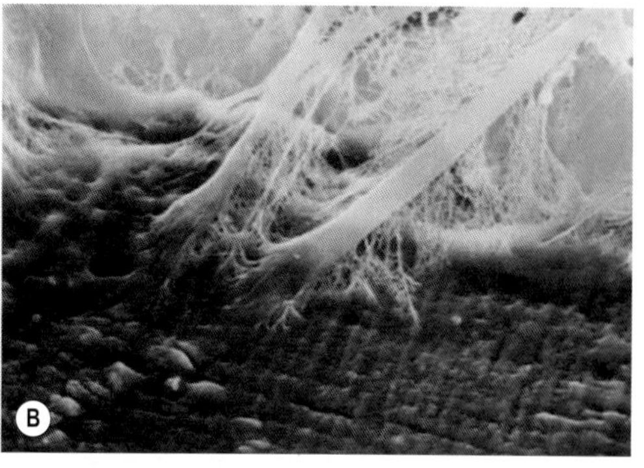

图3.16

（A）电子显微镜下，观察肌内膜水平的胶原纤维和其骨架结构。（B）这幅图片展示了肌束膜和肌内膜结合在一起

（2006年经Passerieux等许可转载）

最常见的例子应该是飞行能力：蚊子、蜂鸟和蝙蝠都可以飞，但它们没有共同的祖先，甚至不是同一物种。Wood Jones 认为人类和灵长类动物不共享同一祖先，对于人类曾经历了一个用手臂吊荡树枝前进的阶段的观点，他认为非常荒唐。如果人类和灵长类动物真的有一个共同的哺乳动物祖先的话，Wood Jones 认为那应该来自眼

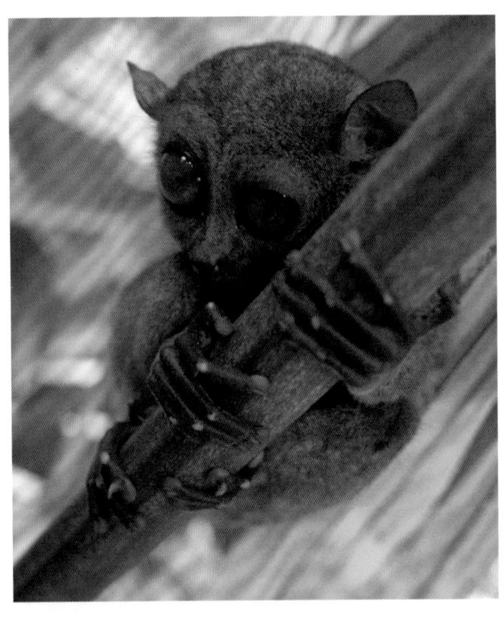

图3.17
眼镜猴。相似的牙齿结构（而不是它们的手的精致形状）导致Wood Jones认为智人与眼镜猴存在相似性
（由Jasper Greek Golangco提供）

镜猴（图 3.17）。他对人体解剖学的看法证实了他跳出固有认知的思考能力。

Wood Jones 可以说是一位活泼、敏锐的作家，但不善于分析思考。他对肌肉起点和止点的正统观念提出了质疑。在 1920 年的文章中他写道：

"运动受肌群活动的影响。……在活体上，肌肉不一定与尸体解剖时所见的肌肉相同，也不像机械装置那样。很多人忽视了这一事实，因此导致了许多教学中的错误。"（Wood Jones，1920）

Wood Jones 对于筋膜功能的重要性（尤其是其滑动性质）有着深刻的理解，但四肢筋膜的差异性吸引了他最多的注意力。在他看来，手臂上的筋膜间隔和附着点与腿部的筋膜连接形成了鲜明的对比。他发现腿部更难解剖，因为肌肉和筋膜是紧密相连的。许多腿部的肌肉连在大范围的筋膜扩张部分，有些肌肉（如阔筋膜张肌）则直接与筋膜连在一起。而且形成腿部筋膜室的筋膜间隔更为坚韧（图 3.12）。

对 Wood Jones 来说，手臂筋膜和腿部筋膜的不同之处是由于"形式跟随功能"所导致的多样性，或者更准确地讲是"功能创造形式"。他认为，腿部筋膜的优势提示其具有双重功能，即站立时为腿部提供强有力的、但本质上是被动的姿势支撑，以及在运动时使腿部完成有力的动作。

总的来说，Wood Jones 把筋膜网比作四肢内的外骨骼（exoskeleton）。这个比喻也让人想起 Andry Vleeming 对筋膜所做的有趣的比喻，他称筋膜为"身体内的软骨架"。

Kurt Tittel

Kurt Tittel 博士著有 500 余篇科学论文和数本被认为是该领域内的经典书籍。他被视为德国运动医学的奠基人之一，曾任德国哈雷大学功能解剖学系的名誉教授。Tittel 博士认为仅仅基于尸体解剖的解剖学研究过于局限。他主张对解剖学的研究要“关注于生命活动，关注于以实际需要为导向的主动功能”。

不像众多身体探索先驱（见第 8 章）那样，Tittel 将结构和功能视为同一枚硬币的两面。如果不考虑其与整体的关系，则无法深刻理解任何一个部位、任何一块肌肉或骨骼。Tittel 博士认为，结构和功能之间的关系在各个水平（包括细胞水平）均能体现出来。

当 Tittel 博士认识到运动训练可以改变软组织的可塑性潜力后，他将关注点主要放在了肌肉方面。他的观点其实也适用于结缔组织鞘和腱膜（筋膜），但他并没有深入研究筋膜，因此没有充分认识到它们的潜力。

出于对功能解剖学的热爱和对细节的细致关注，他最终得出了“肌肉带（muscle sling）”这一概念。这些功能带在他的著作《运动肌肉带》（*Muscle Sling in Sport*）（图 3.18）中有详细的描述。这本书首次出版于 1956 年，至今仍在重印。

Tittel 的著作深受德国解剖学家 Hermann Hoepke 及其著作《人体的肌肉》（*Das Muskelspiel des Menschen*，1936 年，已绝版）的影响，其中展示了 30 多条肌肉带并提出了一些关于运动（尤其是运动相关动作）的绝妙想法，这些想法一直在启发和影响着后人。

在接下来的几十年内，我们将会看到肌肉带和筋膜带这两个理论朝着越来越一致的方向不断发展。两个著名的例子即 Vladimir Janda 的“上交叉”“下交叉”模型和 Serge Paoletti DO 的“筋膜链”。然而，在最好的情况下，可以说这些都是直接受 Tittel 的影响，但也可能是最坏的情况，即这些都是完全错误的。

也许我们可以把这些归因于学术趋同进化。

Thomas Myers

Thomas Myers 是一名从事罗尔夫结构整合按摩治疗的治疗师，该疗法的发明者是 Ida P. Rolf（见第 8 章）。罗尔夫结构整合按摩疗法由数个个体化定制的治疗操作组成，且这些操作需要按照非常具体的顺序来执行。Myers 非常擅长该疗法，因此给很多人留下了深刻的印象。他也因此很想明确其内在的解剖学机制来解释为什么会这样。

他在科罗拉多州博尔德的罗尔夫研究所担任解剖学老师，而且自 1981 年至 20 世纪 90 年代一直在德国的欧洲罗尔夫研究所教授热身运动。他的这些工作让他能够有机会去探索筋膜。

奇怪的是，在德国教学的若干年间，Myers 竟没有接触到任何有关 Tittel 或 Hoepke 关于肌肉带的内容。因为进行过 Feldenkrais 身体教育方法的相关研究，Myers 对澳大利亚解剖学家 Raymond Dart

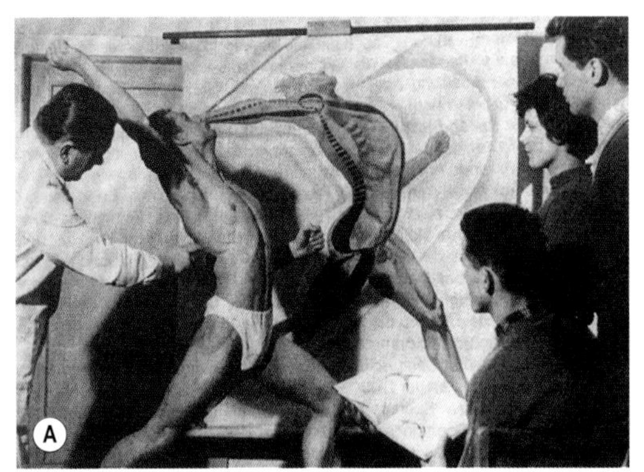

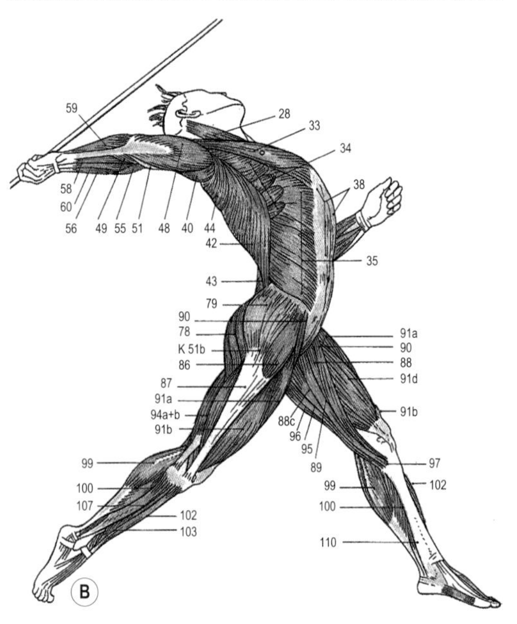

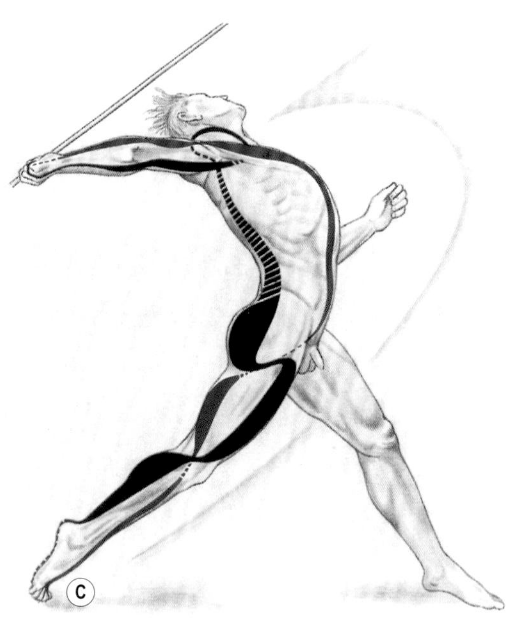

图 3.18

根据最初的模型和绘图（A，B），Kurt Tittel 经过深入的分析，最终绘制出了功能性肌肉带（C）

（经Christl Kiener出版社许可转载）

的观点十分熟悉。Dart 的双螺旋理论确实影响了 Myers，在当时这就是他对相互关联的解剖概念的所有认识了。

正是那些年的基础工作引导 Myers 最终提出了关于肌筋膜经线的“解剖列车系统（Anatomy Train System）”，其最开始是由于一次课堂游戏。Myers 非常厌恶教授枯燥的解剖学课程，他不喜欢用传统方法教授例如起点、止点、神经支配等内容。在他看来，传统的教学方法可以让他轻松地完成教学任务，但很难让学生对知识点留下持久的印象。

更重要的是，他想与学生们分享他对知识的热情，向学生们传授真正有用的解剖学知识。Myers 曾经的一位教授 Buckminster Fuller 发明过一个名为“这部分连接到哪里”的游戏。受到这种系统观念的启发，Myers 猜想，或许将部分与整体联系在一起会使所有知识点都更容易记忆，这听上去简直不可思议。

如果要将所有存在的模式都描写出来需要历时数年之久，因此 Myers 首先于 1997 年发表了他的第一篇关于解剖列车模型的论文。后来他完成了《解剖列车》（*Anatomy Trains*）一书，于 2001 年首次出版，先后再版 3 次，并被翻译成十几种语言。

解剖列车模型通过全身 13 条肌筋膜链阐述了其解剖学上的联系，这些链都遵循肌筋膜的力学传导模式和生物张拉整体的原理。它们也遵循着一套内在机制，但也会有一些特例，不过这些例外情况的出现也是明智且合理的。

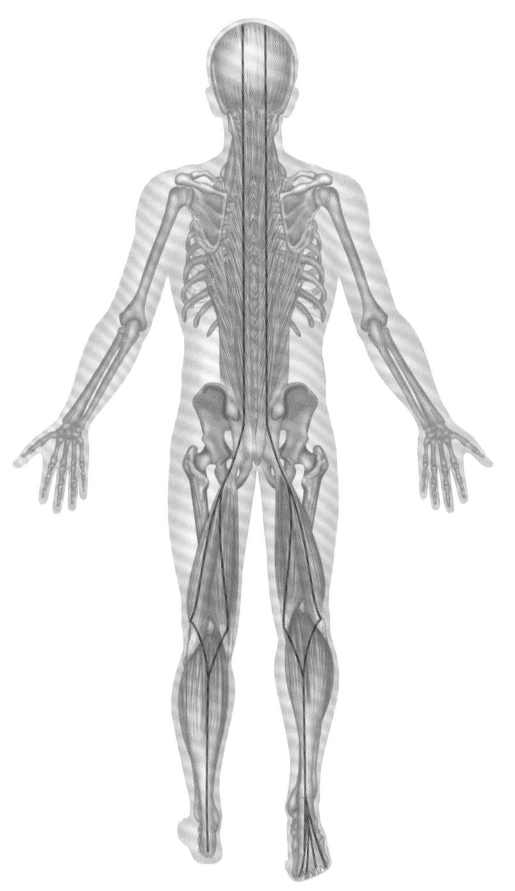

图3.19

后表线是一个连续性筋膜，从跖筋膜和跟骨骨膜出发，向上通过腿的背侧，途经骶结节韧带，然后到达竖脊肌，再向上通过颈部到达帽状腱膜

解剖列车围绕着线而展开（图 3.19~3.25）。其中 3 条线从头到脚，贯穿全身，分别覆盖背侧、腹侧和身体侧面较浅表的部分（图 3.19~3.21）。在横断面上，螺旋线覆盖了涉及螺旋运动和旋转运动的肌筋膜连接（图 3.22）。在核心部分有一条前深线，包括内脏的筋膜部分，具有更大的容积（图 3.23）。

手臂有 4 条线（图 3.24）以及 3 条功能线，后者分别根据其特异性的功能运动来命名（图 3.25）。（注意：第 3 条功能线，即同侧功能线是最近才被发现的，因此这里未做详细介绍。）

“所有的组织结构都是相互联系的”

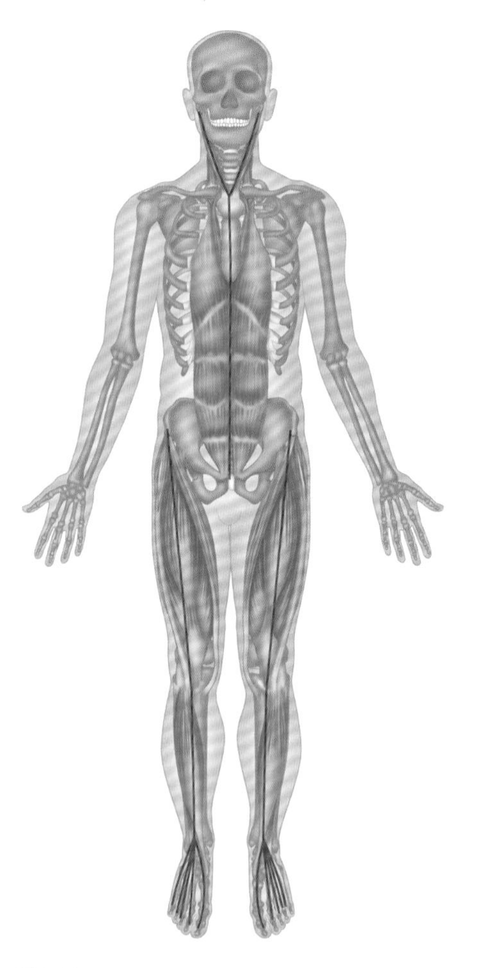

图3.20

前表线，这条线覆盖在身体的前表面，在髋部有一个机械连接，从而使身体的上部和下部可以以此为轴心进行屈伸运动

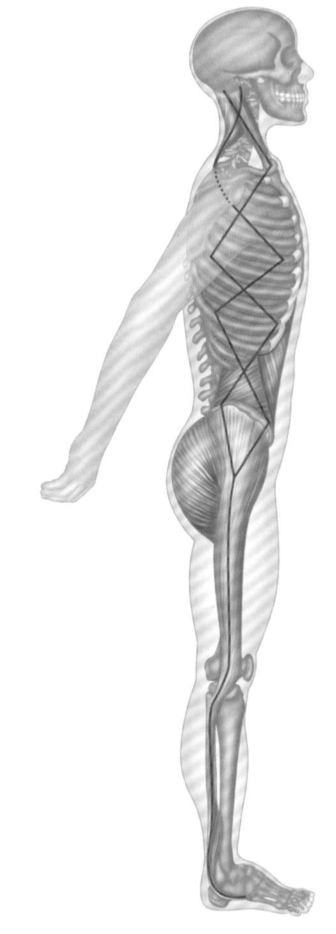

图3.21

体侧线，这条线负责维持身体的稳定性和活动性，以及侧屈和侧伸功能

这句话或许是正确的，但它过于笼统，因此不是特别有帮助。解剖列车模型提供了一个连贯的体系，向临床医师、理疗师及任何关注生物力学的人清晰地展示出了身体内各个结构是如何相互联系的及其与临床的相关性。

后表线可以作为体现解剖列车连续性的一个很好的示例。它连接跖筋膜、跟骨

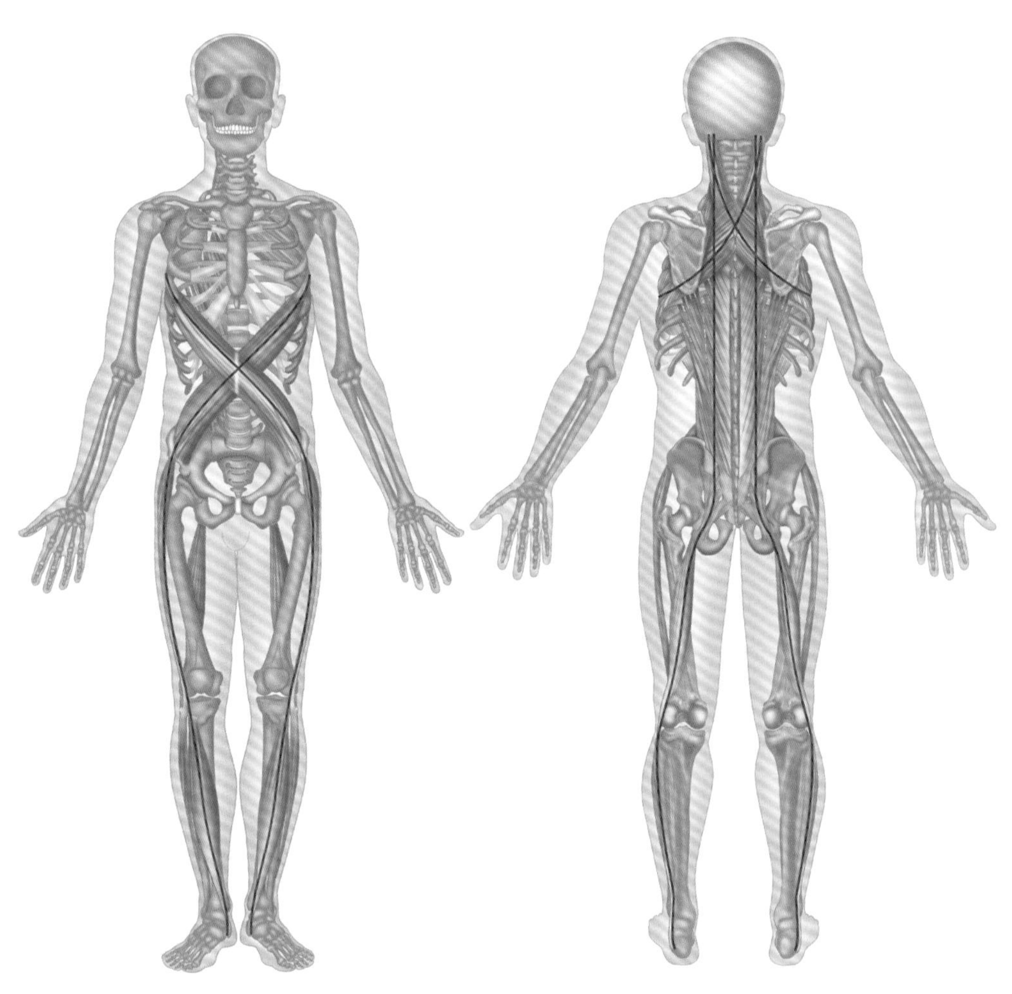

图3.22
螺旋线缠绕着3条浅表线，由此可以产生和传递螺旋和斜向的力

骨膜，向上通过跟腱到达腓肠肌，而腓肠肌则与下行的股后肌群相互交叉连接。股后肌群的筋膜与骶结节韧带相连接，而后者又扩张并进入竖脊肌，然后沿着背部向上到达帽状腱膜（图 3.26）。这个连续的肌筋膜链在很多经过防腐处理的或新鲜的尸体上被分离出来。但并非每条解剖列车线均是如此。

对本质的探究：我用摄像机和相机记录过很多次解剖过程和解剖成果。作为第

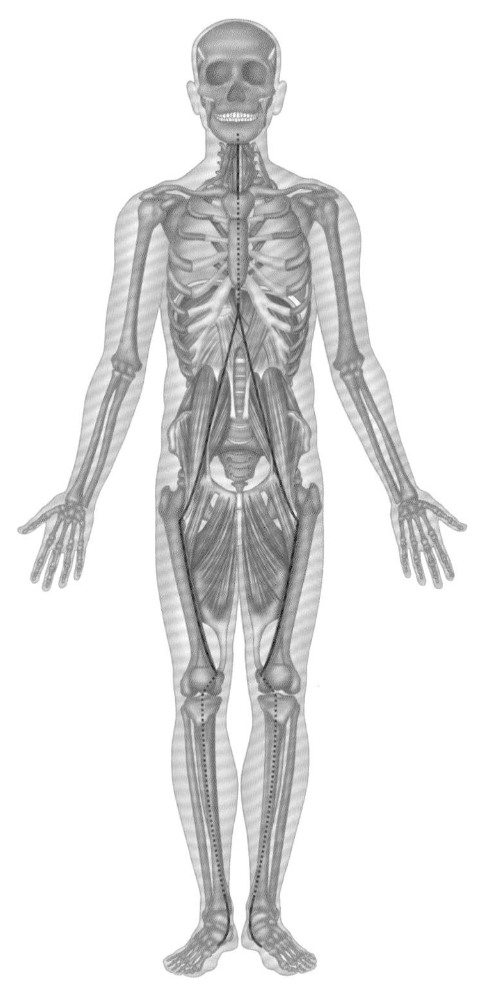

图3.23
前深线是我们身体内部的核心，位于肌肉骨骼系统和内脏之间

一个沿前表线将胸骨彻底切开的人，我既感到荣幸，又感到窘迫。尽管并非出于制作图谱的目的，但这样一个相对薄层的结构显然会让所有人对前表线的本质产生怀疑。

一项研究针对经过同行评议的解剖学研究做了系统综述，以寻找独立的证据来证实 13 条肌筋膜经线中 6 条经线的存在（Wilke et al.，2016）。研究小组通过寻找经线上的过渡点来证实这种连续性的存在。研究结果为后表线（基于 14 项研究）、后功能线（基于 8 项研究）、前功能线（基于 6 项研究）的存在提供了强大的证据支持。但支持存在体侧线、螺旋线和前表线的证据很少。尽管研究结论认为研究人员只能证实大约一半的体侧线和螺旋线的过渡点，但这并不能否定肌筋膜存在连续性的可能性。同样值得注意的是，大量的肌电图测试提示后表线的存在（Weisman et al.，2014）。这条肌筋膜的连续性有着客观的坚实基础。

虽然解剖列车对于理解全身的结构、全身的功能性解剖、力的传递模式，以及反复扭伤或创伤后的代偿模式是非常好的模型，但如果认为我们已经发现了所有的结构联系，那显然是错误的。

有很多其他的筋膜连续性正在被人们所发现。

其他重要的联系

韧带、动态韧带和新的排列顺序

Jaap van der Wal（2009）的实验通过

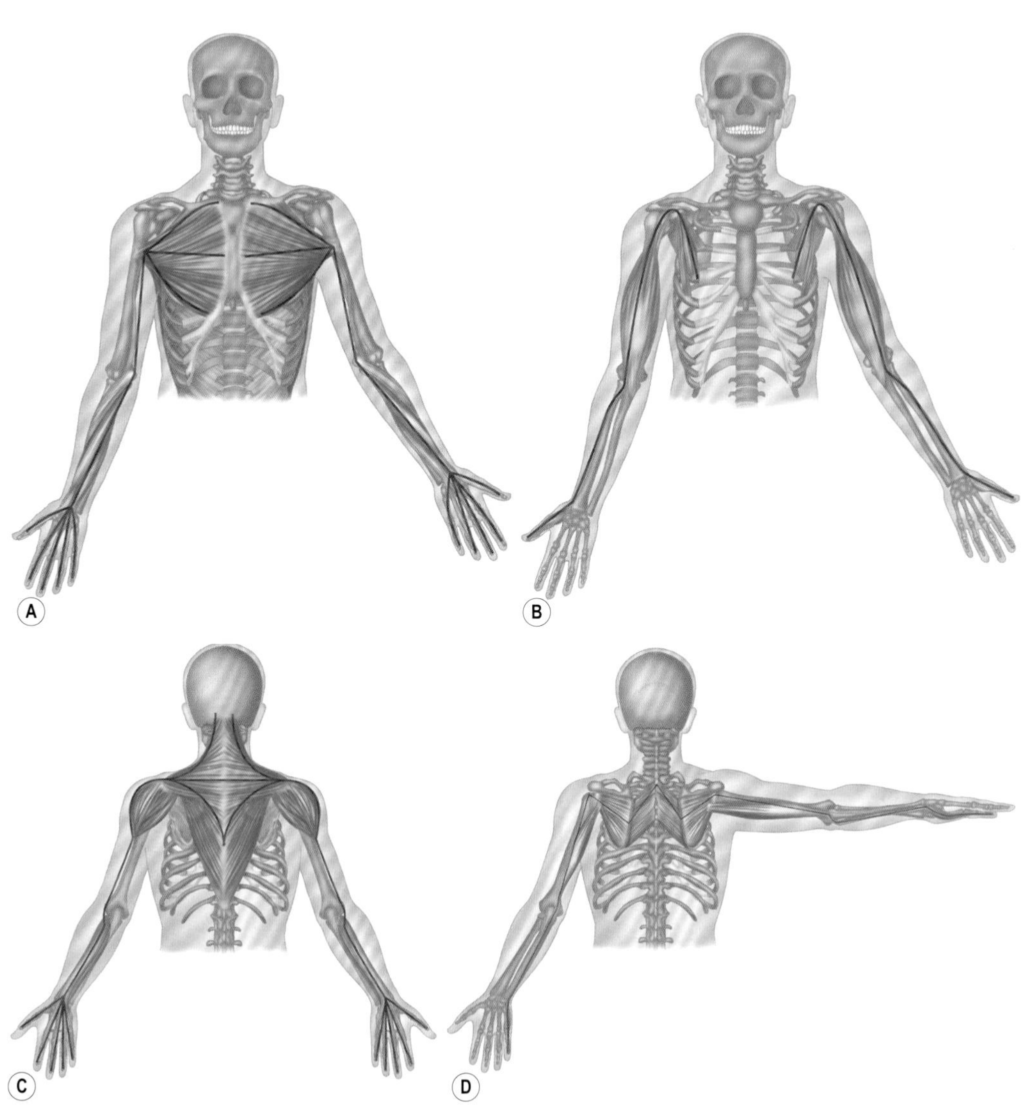

图3.24

（A）手臂前表线，将胸大肌和手指联系在一起。（B）在深层，手臂前深线辅助和稳定前臂前表线，通常是在手指筋膜区域。（C）手臂后表线，负责在侧方和后方协调手臂和肩部的运动。（D）手臂后深线，其中包括肩袖肌群

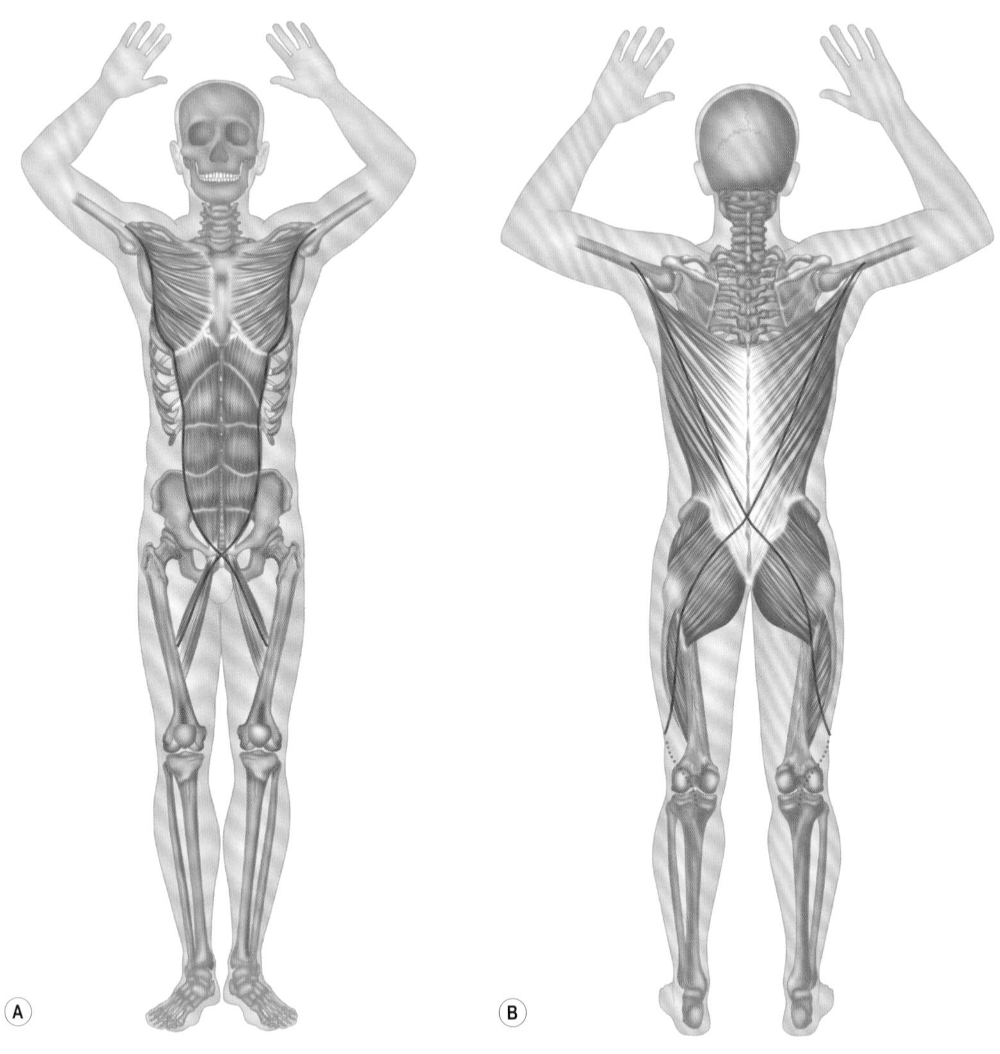

图3.25

前功能线（A）和后功能线（B），使力通过躯干和腿部传递至手臂，或通过手臂向躯干和腿部传递（图3.19~3.25经Thomas Myers和Lotus Publishing许可转载）

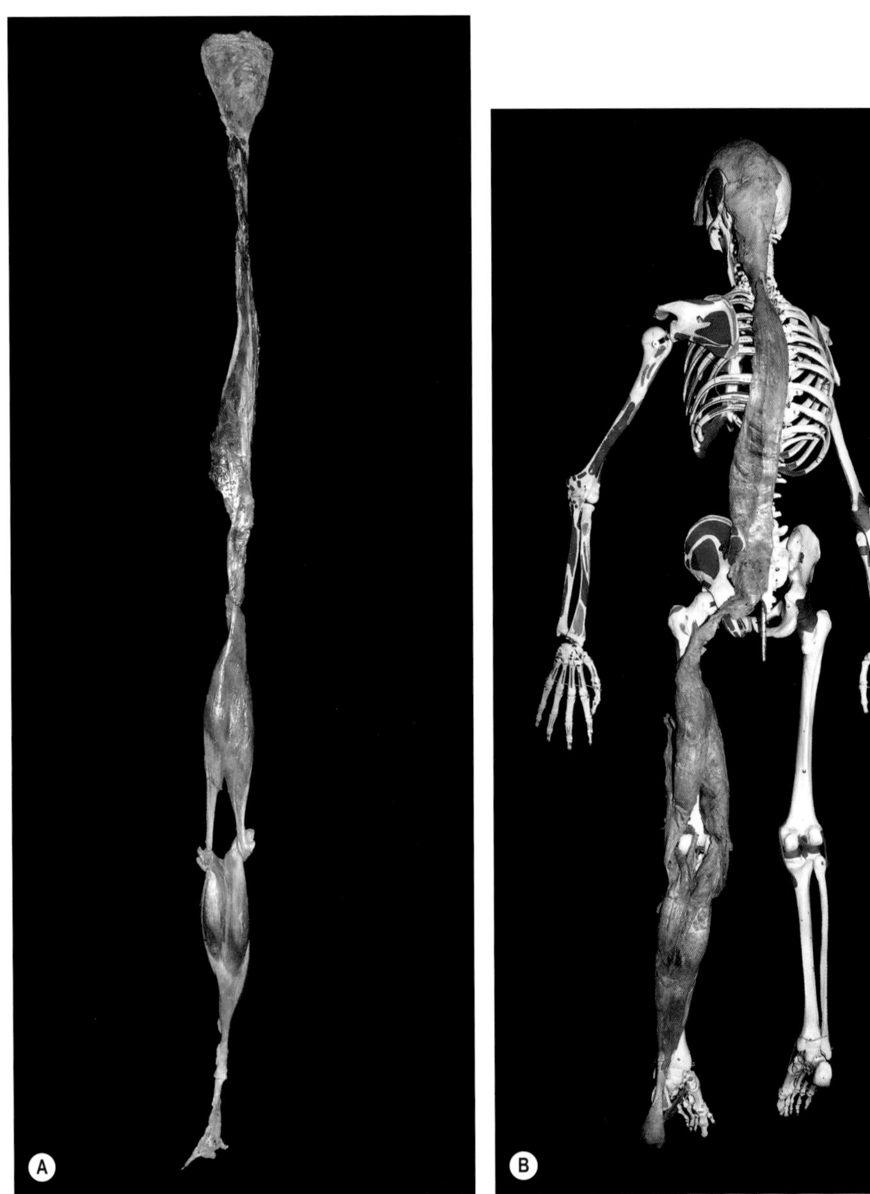

图3.26

后表线的两种解剖学视图。(A)从新鲜尸体上获取的标本。(B)覆盖在人体骨架上以显示其立体结构的尸解标本

(经Thomas Myers许可转载)

展示肌肉和关节的结缔组织是如何串联排列而不是平行排列，进一步证实了“筋膜是相互联系的”的观点。凭借保留筋膜的解剖技术，van der Wal 给人们普遍接受的观点泼了一盆冷水。人们一直认为，韧带位于肌腱的深部，而且韧带只在关节活动度的末端才会参与运动功能。但 van der Wal 发现了一种与肌束串联排列的特殊结缔组织结构。特定的胶原纤维很少存在于两块骨之间。相反，肌束膜直接插入到更宽、更类似于腱膜的肌外膜上，然后附着在骨膜上（图 3.27）。van der Wal 认为这种排列结构是一种“动态韧带”。

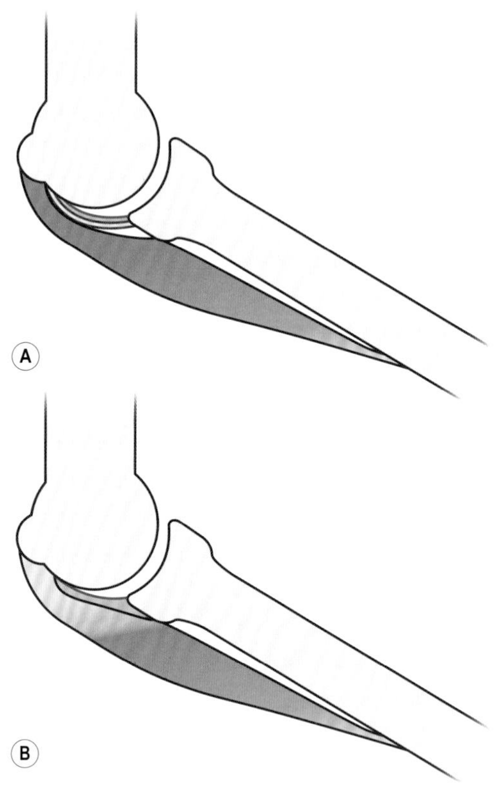

图3.27
（A）传统的解剖学观点认为，肌肉、肌腱和韧带作为相互分离的结构，平行地排列在一起。（B）van der Wal的动态韧带模型理论认为，肌肉、肌腱和韧带作为组织连续性的组成部分，是串联排列的
（经Jaap van der Wal许可改编）

总之，这些“动态韧带”形成了一个连续的复合体，它会根据运动方式来调整其整体长度。就像 Tom Findley 总结的那样：

“在人体中只有两个部位的骨骼间距不会在运动时发生改变膝关节和寰枢关节。在其他任何部位，当我的肌肉收缩时，屈曲侧的肌腱会缩短，而伸展侧的肌腱会伸长。就像 van der Wal 所说，‘肌肉和韧带之间没有功能的差异’。”（Findley，2013）

事实上，van der Wal 认为在很大程度上，韧带是解剖人员为了解剖而解剖，才专门分离出的一个结构。

新的“腰部”

自从 20 世纪 90 年代起，比利时的研究人员 Andry Vleeming 和美国的 Frank Willard 就已经开始废寝忘食地研究在每本解剖书上都出现过的白色结构——胸腰筋膜（Willard et al.，2012）。

胸腰筋膜是腰部的一个重要结构，构

成了 3 层独立又相互连接的、平均厚度为 5.5mm 的纤维层。事实上，胸腰筋膜是一个重要的传递压力的结构，它从上肢到下肢形成了一个交叉结构，使压力向斜下方传递，通过背阔肌传递到对侧的臀肌（Vleeming et al.，1995）。这一观点进一步激发了另一个有趣的观点，即胸腰筋膜就像对侧臀肌的肌腱一样发挥着作用，从而成为非洲摇摆步行者弹簧步态的主要驱动力（Zorn & Hodeck，2011）。

在结构上，胸腰筋膜在骨盆和胸腔之间形成了一个软组织带（或者称为肌筋膜环）。胸腰筋膜的一个主要特征是腰肌筋膜间三角（lumbar interfascial triangle，LIFT）（Schuenke et al.，2012）。腰肌筋膜间三角是腹肌和胸腰筋膜间的界面。腹横肌（体内最大的肌肉）的共同肌腱沿着包裹腰方肌的后侧筋膜分裂，并与胸腰筋膜的中层和后层相结合，形成一个三角形的口袋（图 3.28）。800 多例磁共振成像检查证实了这个结构的存在（Vleeming，2017）。

腰肌筋膜间三角结构解释了为什么身体在承受巨大力量时（如在提起重物时）没有被撕裂。整体上讲，当所有肌肉都在收缩时，力量不仅会纵向传递，还会沿着所有平行的连接物（包括动态韧带）来传递，从而形成一个“液压放大元件”（图 3.29）来稳定整个脊柱，并使肌肉的工作效率提高 30%（Hukins et al.，1990）。

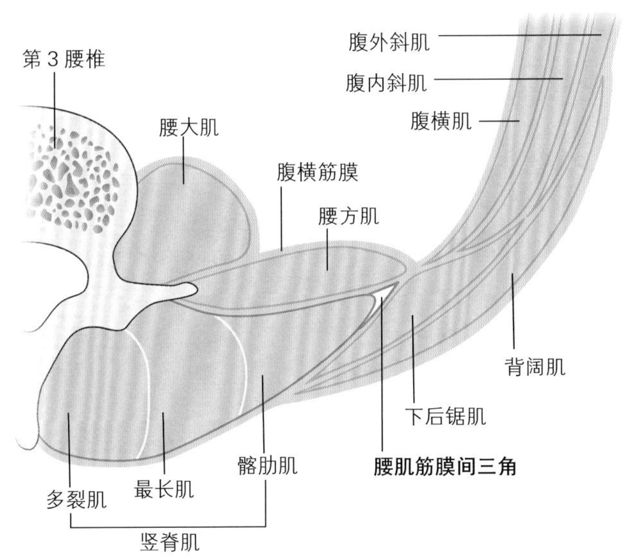

图3.28

从筋膜的角度看，腰部复合体与腰肌筋膜间三角是一个聚集点。腹横肌的肌腱（与腰肌筋膜间三角相交织）能够拉紧腰背筋膜的后层。腰背筋膜的后层与背阔肌（最浅表的一层）、多裂肌、最长肌和髂肋肌（包括脊旁韧带鞘）相互交织在一起。虽然下后锯肌的筋膜很少延伸至第3腰椎水平以下，但腰背筋膜的后层也可能与下后锯肌相互交织

（2012年经Willard等许可转载）

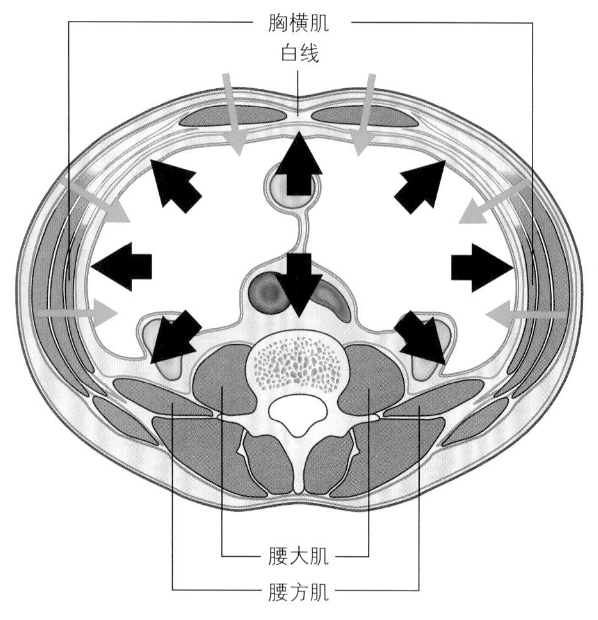

图3.29
胸腔横切面。力量不仅会纵向传递，还会沿平行连接的结构传递，正如图中箭头在躯干横切面上所指的那样。当肌肉收缩时，平行的纤维会拉紧，从而产生一种向外的力量，而周围组织则会产生方向相反的张力。这是腹部绷紧的基础，提高了力的传递效率和速度。这说明了肌肉是如何收缩和拉伸的
（2016年经Luchau许可改编）

这暗示了我，用一种比喻的说法，即腹横肌“供养着”胸腰筋膜，就像河流供养着海洋一样，因此腹横肌也间接“供养着”腰部。临床上，在进行治疗干预时，这是一个非常有用的理念，可以帮助定位腰痛患者的疼痛位置。

一位来自帕多瓦的女人

当 Carla Stecco 还很年轻的时候，她就对筋膜十分着迷。她的父亲是一名物理治疗师。在父亲的指导下，她解剖了一些小动物来更好地了解筋膜（或者正如猎人游戏里所称的“银色皮肤”）。她后来成为一名骨科医师。在她 20 多岁时，她在巴黎大学待了很长一段时间。在那段时间里，她不断钻研和提高对新鲜组织的解剖技巧，并进一步发展了关于筋膜在人体中扮演的角色的理论。

现在，在 Vesalius 诞辰大约 500 年之际，Carla Stecco 成为了帕多瓦大学解剖系主任（图 3.30）。她还出版了迄今为止第一本关于筋膜的解剖学图谱（Stecco，2015）。值得注意的是，这本书中的 100 多张图片都是由她解剖并拍摄的。为此，她花了 10 年时间才完成。这本书在筋膜领域树立了一个新的标准。在其父亲——物理治疗师 Luigi Stecco（见第 8 章）的影响下，Carla 教授的解剖学图谱中也反复强调了解剖学和组织学发现与临床的相关性。

之前从来没有一本书像 Carla 教授的

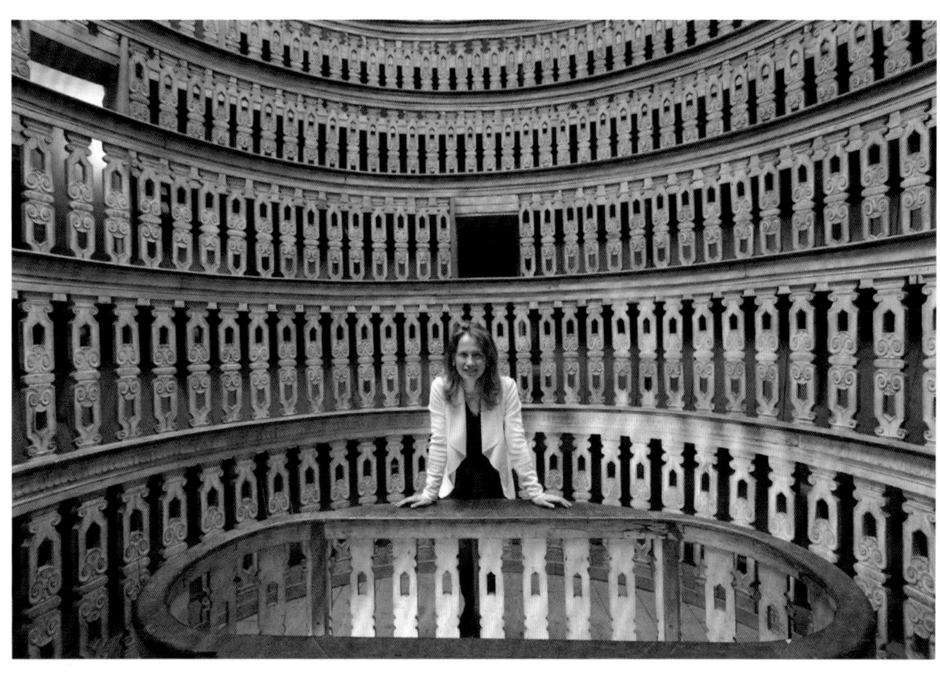

图3.30

Carla Stecco在帕多瓦大学的解剖剧院

书这样，将筋膜系统和肌肉系统整合在一起，其内容的缜密、精确和对细节的关注使之可以媲美最好的医学教科书。虽然这听起来像是亚马逊网上的一个书评，但这就是很简单的一个事实。对每一位在筋膜领域工作的人来说，这本充满启发性的巨著将会对其工作大有助益。

肌硬膜桥——连接身体和大脑

大约100年前，有学者发现，在寰椎和枢椎的后方与颈部硬脊膜之间存在一条真实的软组织连接（Von Lanz，1929）。随后的一项研究（Kahn et al.，1992）发现了一种连接硬脑膜和头后小直肌的结缔组织。进一步的研究显示，在硬脑膜与头后大直肌、头下斜肌之间有相似的纤维连接（图3.31和3.32）。

另外一项关于这条纤维连接的组织学研究（Scali et al.，2013）不仅证实了这个连接结构的存在，而且证实这些结缔组织纤维中存在本体感觉神经末梢。这些神经末梢不仅确定了筋膜的存在，还清楚地说明头颈部的张力会通过这个连接结构实时传递至硬脑膜。

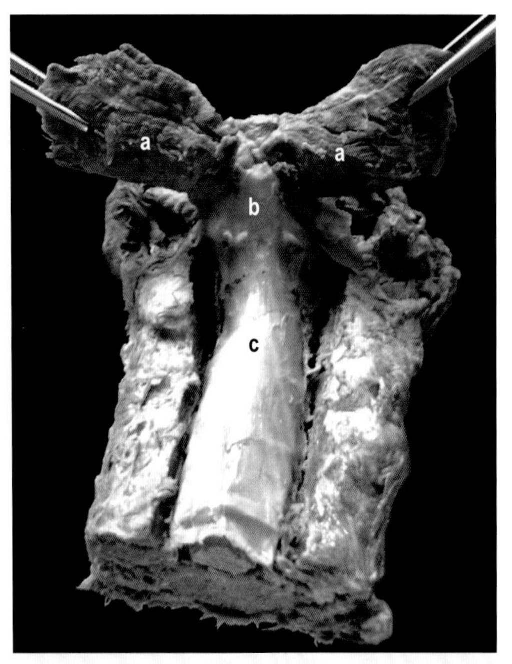

图3.31

这张颈椎椎板切除术后的病理照片图显示，头后大直肌（a）与颈髓的硬脊膜（c）通过筋膜（b）连接

［经Elsevier的许可，转载自Scali 等（2013）的文献］

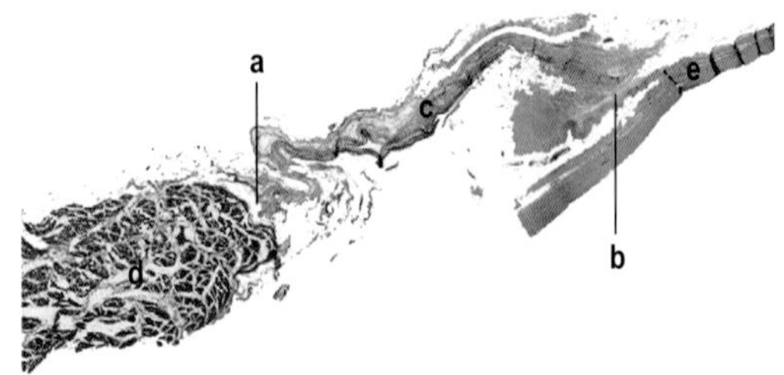

图3.32

连接右侧头后大直肌与颈部硬脊膜的结缔组织的矢状面切片（苏木精–伊红染色，来自一位女性尸体标本）。组织学分析显示，软组织连接分别插入了头后大直肌的肌腹（a）和颈部硬脊膜的后方（b）。图中还显示了感觉受体（c），其在头后大直肌（a）和颈后硬脊膜（e）之间创造了软组织的联系

［经Elsevier的许可，转载自Scali 等（2013）的文献］

人们进一步假设，这种关系不仅能够调节硬脑膜的张力信息，还可以调节脑脊液的流动。

肌筋膜与神经系统之间这种机械性联络的平稳运行当然有许多潜在的临床意义。这本书的目的之一就是作为一个合适的纽带，从对筋膜的解剖学探索，延伸、扩展到对神经系统的筋膜探索。

参考文献

Benjamin M(2009)The fascia of the limbs and back-a review.J Anat.January; 214(1): 1–18.

Benjamin M, Kaiser E and Milz S(2008) Structure-function relationships in tendons: A review. J Anat. March; 212(3): 211–228.

Bogduk N(1980)The reappraisal of the human lumbar erector spinae.J Anat. October;131(Pt 3): 525–540.

Bogduk N, Wilson W S and Tynan W(1982)The human lumbar dorsal rami. J Anat. March; 134(Pt 2): 383–397.

Borg T K and Caulfield J B(1980)Morphology of connective tissue in skeletal muscle. Tissue Cell. 12(1): 197–207.

Detton A J(2016)Grant's Dissector, 16th edn. Wolters Kluwer.

Douglas J(1707)Myographiae Comparatae Specimen. London, UK: Printed by W B for G Strachan.

Findley T(2013) Recent advances in fascia research: Implications for sports medicine. Lecture at Connect 2013 Connective Tissues in Sports Medicine conference, University of Ulm, Germany, April 12-14, 2013. Published on DVD in the Collection 'Fascia and Sports Medicine.' Pittsburgh, PA: Slinging Cowboy Productions.

Gray H(1893)Gray's Anatomy: Surgical and Descriptive, 13th edn. Lea Brothers, p.39el.

Huijing P A(2007)Epimuscular myofascial force transmission: A historical review and implications for new research. International Society of Biomechanics Muybridge Award Lecture, Taipei, 2007. J Biomech. January; 42(1): 9–21.

Hukins D W, Aspden R M and Hickey DS(1990) Thoracolumbar fascia can increase efficiency of the erector spinae muscles. Clina Biomech(Bristol, Avon). February; 5(1): 30–34.

Kahn J L, Sick H and Kortiké J G(1992)Les espaces intervertébraux postérieurs de la jointure crânio-rachidienne. [The posterior intervertebral spaces of the craniovertebral joint]. Acta Anat(Basel). 144 (1): 65–70.

Luchau T(2016)Advanced Myofascial Techniques: Neck, Head, Spine and Ribs, Volume 2. Edinburgh, UK: Handspring Publishing.

Myers T W(1997)The 'anayomy trains.' J Bodyw Mov Ther. January; 1(2): 91–101.

Netter F H, MD(2014) Atlas of Human Anatomy, 6th edn. Saunders Elsevier.

Passerieux E, Rossignol R, Chopar A et al. (2006) Structural organization of the perimysium in bovine skeletal muscle: Junction plates and associated intracellular subdomains. J Struct Biol. May; 154(2): 206–216.

Purslow P P(2010)Muscle fascia and force transmission. J Bodyw Mov Ther. October; 14 (4): 411–417.

Scali F, Pontell M E, Enix D E and Marshall E (2013) Histological analysis of the rectus capitis posterior major's myodural bridge. The Spine Journal. May; 13(5): 558–563.

Schuenke M D, Vleeming A, Van Hoof T and Wilard F H(2012)A description of the lumbar interfascial triangle and its relation with the lateral raphe: Anatomical constituents of loadd transfer through the lateral margin of the thoracolumbar fascia. J Anat. December; 221(6): 568–576.

Stecco A, Gilliar W, Hill R et al. (2013)The anatomical and functional relation between gluteus maximus and fascia lata. J Bodyw Mov Ther. October; 17(4): 512–517.

Stecco C(2015)Functional Atlas of the Human Fascial System. Churchill Livingstone.

Stecco C, Stern R, Porzionato A et al. (2011) Hyaluronan within fascia in the etiology of myofascial pain. Surg Radiol Anat. December; 33 (10): 891–896.

Still A T(1899[2015])Philosophy of Osteopathy. Create Space Independent Publishing Platform.

van der Wal J(2009)The architecture of the connective tissue in the musculoskeletal system-an often overlooked functional parameter as to proprioception in the locomotor apparatus. Int J Ther Massage Bodywork. Dec;2(4): 9–23.

Vleeming A(2017)The functional coupling of the deep abdominal and paraspinal muscles Lecture at Connect 2017 Connective Tissue in Sports Medicine conference, University of Ulm,Germany, March 16–19.

Vleeming A, Pool-Goudzwaard A L, Stoeckart R et al. (1995)The posterior layer of the thoracolumbar fascia. Its function in load transfer from spine to legs. Spine. April; 20(7): 753–758.

von Lanz T(1929)Uber die Ruchensmarkshaute. I. Die konstruktive Form der harten Haut des menschlichen Ruckenmaekes und ihrer Bander. [The structural form of the hard skin of the human spinal cord and its bands]. Arch Entwickl Mech Org. 118, 252–307.

Weisman M H, Haddad M, Lavi N and Vulfsons S(2014) Surface electromyographic recordings after passive and active motion along the posterior myofascial kinematic chain in healthy male subjects. J Bodyw Move Ther. July; 18(3): 452–461.

Wilke J, Krause F, Vogt L and Banzer W(2016) What is evidence-based about myofascial chains: A systematic review.Arch Phys Med Rehabil.March; 97(3): 454–461.

Willard F H, Vleeming A, Schuenke M D, Danneels L and Schleip R(2012)The thoracolumbar fascia: Anatomy, function and clinical considerations. J Anat.December; 221(6): 507–536.

Willard L(1987)William Harvey's Prelectiones: The performance of the body in the Renaissance theater of anatomy. Representations. Winter; 17, 62–95.

Wilson W J E(1892)Wilson's Anatomist's Vade Mecum: A System of Human Anatomy, 11th edn, ed.Henry C. Clark. Churchill: 228.

Wood Jones F(1920)The principles of anatomy as seen in the hand. Philadelpha, PA: P. Blakiston's Son & Co: 160.

Zorn A and Hodeck K(2011)Walk with elastic fascia, in Dalton E(ed.)Dynamic Body: Exploring Form, Expanding Function. Freedom from Pain Institute.

延伸阅读

Joffe S N(2014)Andreas Vesalius: The Making, The Madman, and the Myth. Bloomington, Indiana: AuthorHouse™ LLC.

Langevin, H M and Huijing P A (2009) Communicating about fascia: History, pitfalls, and recommendations. Int J Ther Bodywork. December; 2(4): 3–8.

Myers T W(2013)Anatomy Trains: Myofascial Meridians for Manual and Movement Therapists, 3rd edn. Elsevier.

O'Keefe Aptowicz C(2015)Dr. Mütter's Marvels: A True Tale of Intrigue and Innovation at the Dawn of Modern Medicine. New York, NY:Avery.

Paoletti S(2006)The Fasciae: Anatomy, Dysfunction & Treatment. Seattle, Washington: Eastland Press.

Porter R(2003)Blood & Guts: A Short History of Medicine. London, UK: Norton.

Still A T(1897)Autobiography of Andrew T. Still, 2016 reprint edition. London, UK: Forgotten Books.

Tarshis J(1969)Andreas Vesalius: Father of Modern Anatomy. New York, NY: The Dial Press.

Tittel K(2015)Muscle Slings in Sport: Analysing Movements in Various Disciplines from a Functional-Anatomical Point of View. Munich, Germany: Kiener Press.

Wood Jones F(1943)Structure and Function as Seen in the Foot. London: Baillière, Tindall & Cox.

第4章 筋膜和神经系统

“大脑自我意识的第一步一定是关于身体本身的。”

——George A. Sheehan 博士

引言

当你早上醒来后，你可能会伸一个懒腰。在下床之前，你感到身体的某个部位被牵拉。你没有想太多，只是感觉到了，然后相应地活动一下身体。当你向厨房走去时，你感到脚下地板的坚硬。你用适当的力量握着你的杯子，杯子既不会掉进水槽，也不会因用力过度而被握碎。你用恰当的力量拧开水龙头，然后喝了一杯水。你做这些动作的时候都是下意识的。

你不需要考虑这些事情，因为你可以感知到自己正在做着这些事情。但 Ian Waterman 不能不去想这些事情，因为他感觉不到这些——Ian 并没有瘫痪，他只是失去了他的本体感觉。

那个失去了身体感觉的人

1971 年，19 岁的 Ian 在英国的一家肉铺工作。有一天在工作时，他割伤了自己，然后他失去意识并晕倒了。在医院醒来后，他甚至感觉不到他身下的床。对 Ian 来说，他感觉自己好像漂浮在床上。用 Ian 的原话形容：“在我的领口、袖口和脚踝处有种奇怪的感觉，而我的胃里有一种被撕裂的感觉。”

起初没有人，甚至连医师也不知道 Ian 为何会这样。现在人们认为，这是由于一种不明的发热引发的自身免疫反应，破坏了 Ian 颈部以下的全部感觉神经。Ian 并不是不能活动他的身体——他的运动神经并未受损——但是他不能控制他的运动。他的身体失去了原有的知觉，他的本体感觉消失了。

在古拉丁语中，“本体感觉”一词意味着“找到自我”。著名神经学家 Oliver Sacks 将其定义为“使你正常活动的潜意识”。本体感觉也被称为运动觉，是现实生活中固有的、而大多数人甚至都不知道自己所拥有的感觉。本体感觉是真正的第六感，是每一个动作和手势发生的基础。

这是一个关于本体感觉的快速检测：闭上你的眼睛，然后摸你的鼻子。除非你喝了酒，否则你很可能一下子就可以摸到。Ian Waterman 甚至连这也做不到。Ian 的周围神经没有感觉信息传入，因而无法将感觉传递到大脑并产生反馈回路。他的医师对于其神经系统的康复不抱希望，他们认为 Ian 将在轮椅上度过他的余生。

历经绝望之后，Ian 决定寻找其他方法，他决心无论如何也要重新过上正常人的生活。在最初的几周时间里，他尝试去做一些简单的事情，如在床上坐起来。但令他沮丧的是，这些尝试都失败了。有一天，他突然想到，如果他能够在脑海中想象他要做的动作，用他的意志力和专注力，他就有可能完成这个动作。

他尝试着在脑海中想象一连串的动作。例如，低下头，使颈部屈曲，带动他的肩膀向前，弯曲他的躯干，等等。有时，他在想象的时候，相应的肌肉甚至会抽动。不久之后，Ian 就第一次坐起来了。Ian 为自己的成功感到非常兴奋，但很快又向后倒到了床上。但是这个短暂的成功给予了 Ian 继续尝试下去的决心。他知道，如果他可以在脑海中清晰地计划好动作和顺序，他就可以做出这些动作。另外一个关键点是，他不仅要有想象力，还需要视野的辅助。为了让身体可以跟随他的意志去做，Ian 必须观察到自己正在做什么。

虽然他的步态可以说很笨拙——Ian 形容他的走路方式是“有控制的坠落”，但他已经熟练掌握了对自己上半身的使用方法，包括在谈话时手势的运用。总的来说，他能够正常生活了。在 10 个失去了本体感觉的患者中，Ian 是唯一一个恢复到如此水平的人。人们猜测这可能是因为他还年轻（其他所有患者的年龄都比他大）。

无论是什么原因，Ian 已经成功地再次拥有正常的生活。然而，为了完成动作，他依然需要计划好每一个动作并观察他的身体。至今为止，Ian 在睡觉时都要开着灯，否则当他要在黑暗中醒来时，他将无法起床。

负责本体感觉的神经属于感觉神经，它们嵌在筋膜中。

神经解剖学

神经是一束封闭的轴突，为神经冲动从大脑沿中枢神经系统到周围神经系统的传递提供一条结构通路，从而形成运动和感觉的传出神经 - 传入神经反馈回路，反之亦然。神经的轴突是神经元的突起，负责传递来自大脑的电信号。传导速度快、有髓鞘的轴突也被称为有髓神经纤维。然而，无论有无髓鞘，轴突都会终止于身体的不同部位，如肌肉、器官、腺体等。负责传递感觉的神经终止于筋膜（图 4.1）。

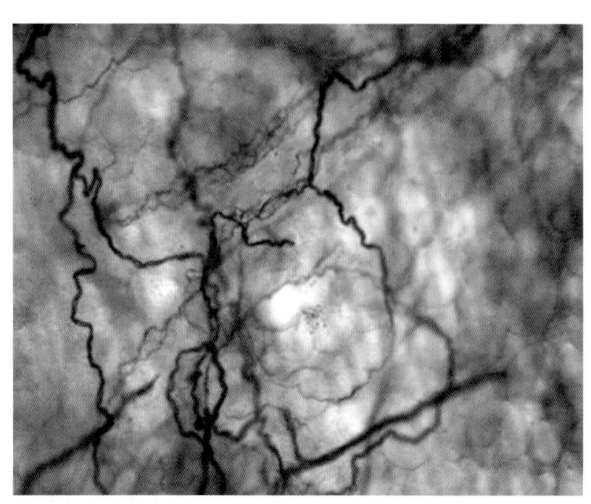

图4.1
大鼠胸腰筋膜内的神经纤维所构成的致密网状结构。照片对应的表面积为0.5mm［经Tesarz 等（2011）许可引用］

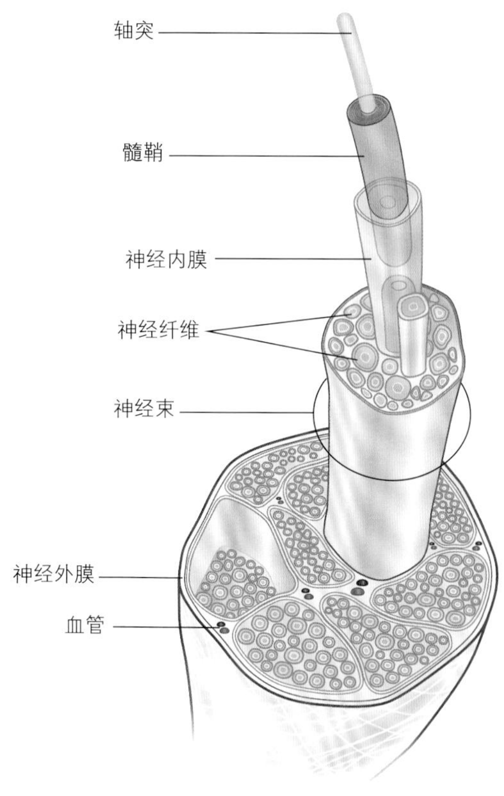

图4.2
一个典型脊神经的横截面。注意它与肌肉在结构上的相似性（参见图3.11）

像肌肉一样，神经被包绕在筋膜结构中，其结构也与包绕肌肉的筋膜一致（Bove，2008）。神经的筋膜经常用于特指脑膜的筋膜。虽然这种表述有助于将其与其他筋膜相区别，但它依然属于整个筋膜系统的一部分。所有周围神经的基本解剖结构都是一个由 3 层筋膜排列而成的管状和管束状结构（图 4.2），就像肌肉一样。每一根轴突都被一层叫作神经内膜的疏松结缔组织所包裹。神经内膜包绕着整个轴突。从这个角度看，身体中最长的轴突位于坐骨神经，它起始于骶丛（L_4~S_3），终止于跗趾末端，就像是一根长管。神经内膜中还含有神经液，其性质与中枢神经系统的脑脊液类似。

许多轴突被神经束膜包裹在一起，形成神经束。神经束膜是一层致密的结缔组织，可以有 1~6 层。多个神经束被神经外膜包绕形成完整的神经。

虽然所有包裹神经结构的结缔组织层都是由胶原纤维和多糖包被（又称糖萼，一种在神经中起黏附和免疫功能的多糖）混合而成，但神经外膜是一层相对更疏松的网状层，可以使神经在这个环境中适当地伸展和滑动。

这些网状层也有助于缓解对神经的压迫。在解剖结构上，神经外膜与硬脑膜相连（参见第 5 章），从而形成与大脑的另一种筋膜连接。

虽然神经与肌肉之间存在明显的相似之处，但在典型的支配肌肉的神经中，感觉神经元的数量是运动神经元的 3 倍（图 4.3），且每个神经元都有自己的轴突。这个比例似乎表明，身体对感觉意识的需求要大于对运动控制的需求。那为什么需要这么多的感觉神经元呢？

这些感觉神经（或者感觉受体）都被称为筋膜的机械感受器。之所以被称为"筋膜的"，是因为它们在筋膜中的含量很丰富；之所以被称为"机械感受器"，是因为它们可以感受到压力和振动的机械性刺激。总的来说，通过这个网络传播的感觉信息比视觉信息还要多。筋膜是人体最大的感觉器官（Schleip，2011）。

筋膜的机械感受器

筋膜有 5 种可以传递本体感觉信息的机械感受器。

肌梭

肌梭（图 4.4）是位于肌腹的感觉受体。它们被包裹在一层筋膜中，这层筋膜实际上是肌束膜延伸形成的（Stecco，2015）。肌梭与产生爆发力的梭外肌纤维平行排列，它既是牵伸感受器，也是速度感受器，具有一级和二级末梢。一级末梢有髓鞘，负责传递与整体肌肉长度和长度变化速率有关的信息。二级末梢只能感知

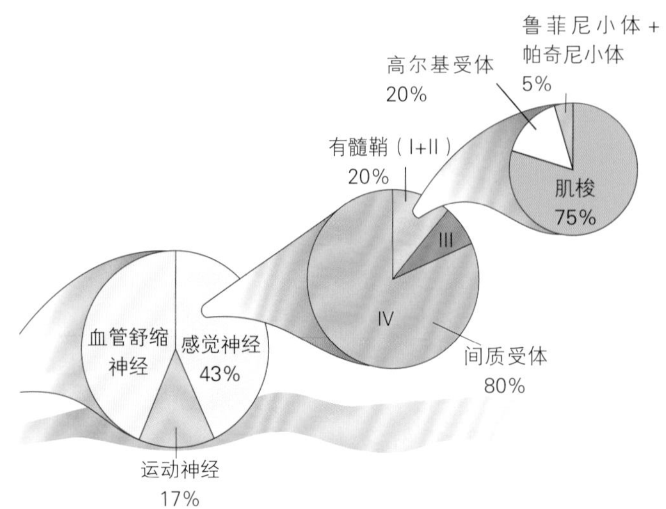

图4.3
在支配肌肉的神经中，感觉神经元的数量通常是运动神经元的3倍。其中80%的感觉信息来源于间质受体

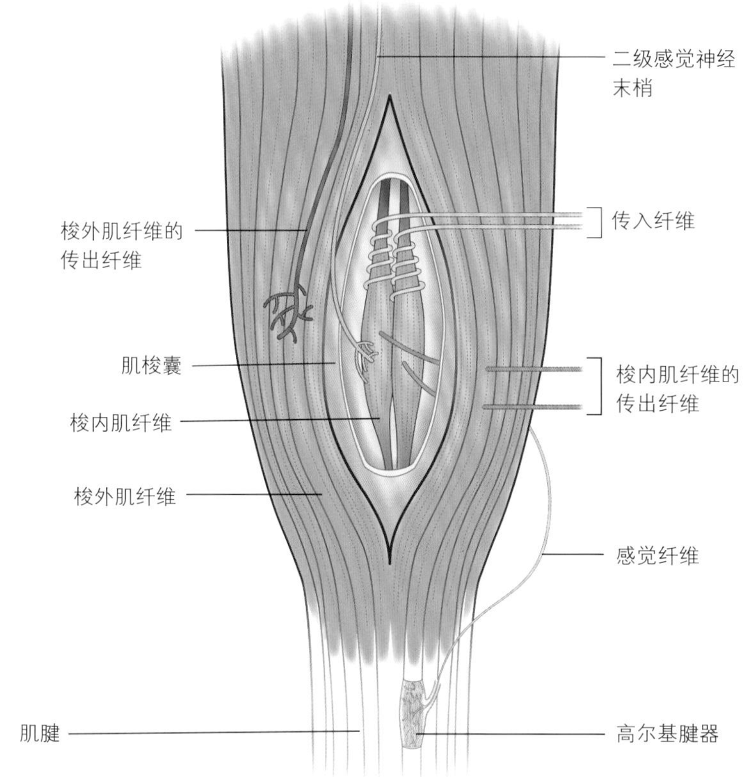

图4.4
肌梭嵌入肌束膜中，并与胶原纤维网络相互作用

肌肉长度的变化，不能感知速率的变化。

在长时间的牵拉作用下，例如提着行李箱或者重物行走一段距离，负重肌肉的肌梭会被激活，从而增加肌肉的收缩力，以代偿肌肉疲劳。

高尔基受体

高尔基受体（图 4.5）遍布在深筋膜中。当它位于肌－腱连接处时，它被称为高尔基腱器。在韧带中它被称为高尔基末梢器（Golgi end organs）。然而，van der Wal（2009）认为，肌肉、肌腱和韧带的高尔基受体并没有本质上的区别。

需要注意的是，只有 10% 的高尔基受体存在于肌腱内。另外 90% 则存在于上文所提及的韧带、关节囊、腱膜附着点和肌－腱连接处的肌肉部分。

高尔基受体监测着韧带和肌腱的张力水平。当加以缓慢的拉伸刺激时，高尔基受体将降低 α 运动神经元的激活速率，降

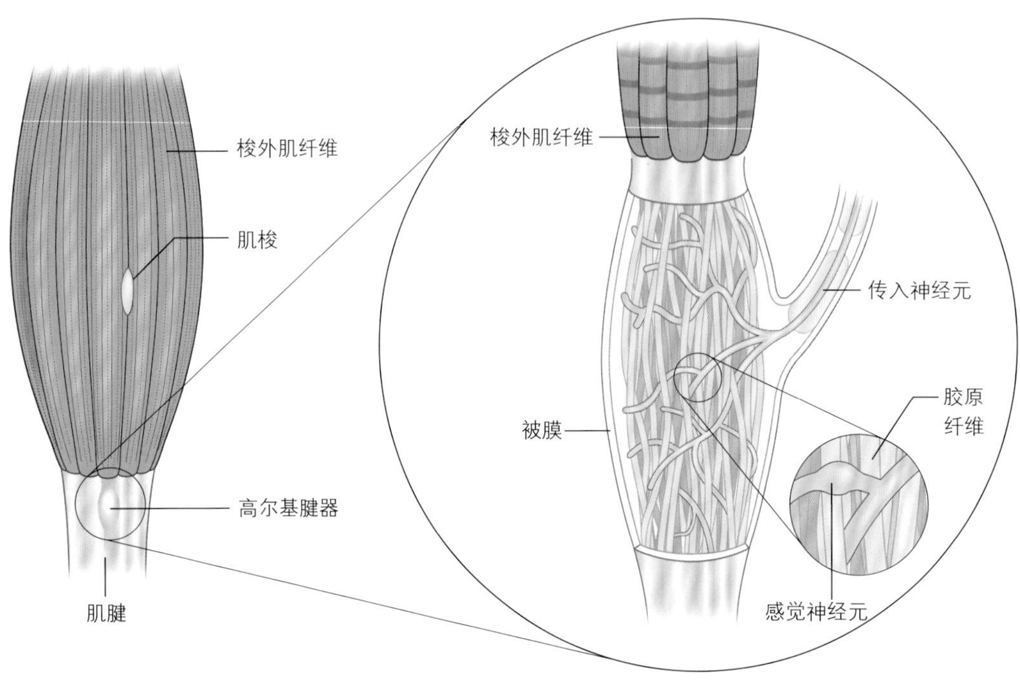

图4.5
位于肌肉和骨骼连接处的高尔基受体

低肌肉的紧张程度。这被认为是一种保护性措施，可以防止肌肉过度疲劳，但是这仅仅发生于肌肉主动收缩时。高尔基受体与肌纤维和肌腱串联排列，且肌腱更硬一些。正是由于这种串联排列，被动拉伸只影响肌肉（相对肌腱而言，肌纤维更加松弛，因而可以“吸收”大部分的拉伸力）。小的等长收缩就足以刺激高尔基受体，这种肌肉收缩–放松机制是本体感觉神经肌肉促进技术（proprioceptive neuromuscular facilitation，PNF）和其他类似疗法之所以有效的原因。

最后，还有更为罕见的高尔基–马佐尼小体监测着关节处的挤压力。虽然它们大量存在于膝关节处，但是也存在于踝关节的支持带中（Stecco et al.，2010）。

帕奇尼受体

鸡蛋形的帕奇尼受体也被称为环层小体（图 4.6），存在于肌–腱连接处的腱性部分、关节囊的深层、肌外膜、脊柱的韧带和关节突关节中。帕奇尼小体是比

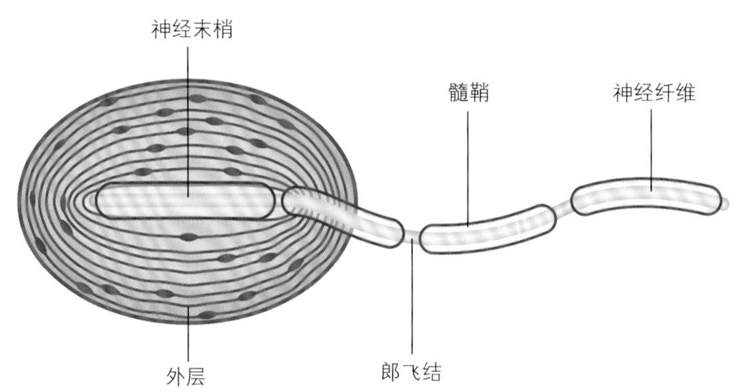

图4.6
一个帕奇尼受体或者帕奇尼小体。每一个指尖上约有3000个帕奇尼小体

帕奇尼受体更小的受体，存在于骨间膜中。

帕奇尼受体通过提高本体感觉和增加运动控制来对突然的、快速的压力变化和振动做出反应。鉴于它们大量存在于脊柱中，在高速、低振幅的整脊疗法（high-velocity low-amplitude，HVLA）中，对帕奇尼受体的刺激会产生一些有益的效果。

奇怪的是，帕奇尼受体也存在于一些腹部脏器，尤其是胰腺中（Caceci，n.d.）。在一场发出沉重低音的摇滚音乐会或者交响音乐会上，正是因为帕奇尼受体能够感知到振动（特别是低频声音和巨大的空气流动），所以我们的肠道内会产生不同的感觉。

鲁菲尼受体

鲁菲尼受体（图 4.7）存在于周围关节的韧带、硬脑膜、关节囊和与正常拉伸有关的组织的外纤维层，以及皮肤和浅筋膜中。它们监测着振动、压力，尤其是剪切力。

鲁菲尼受体也可以对剪切压力的持续变化做出反应。在手法治疗中，这被用于消除压力。当给予适当的刺激时，它们可以从整体上降低肌肉的紧张度。一般而

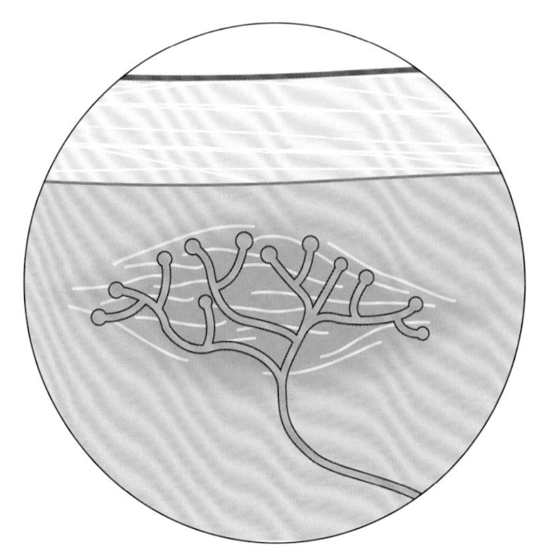

图4.7
一个鲁菲尼受体

言，当鲁菲尼受体被激活时，你会变得冷静。它们对剪切力和侧向牵伸也很敏感。

“记住，当你踩在刹车上时，你的生命就掌握在了你的脚上。”

——George Carlin

最近一项研究对 27 条腿进行了解剖，结果发现踝关节的支持带上有丰富的高尔基－马佐尼小体、帕奇尼受体和鲁菲尼受体（Stecco et al.，2010）。该研究还明确地表明，支持带是特殊增厚的筋膜结构，而不是稳定关节或者约束肌腱的结构。支持带应该被视为腿部筋膜内一种特化的本体感受器，它可以更好地感知足部和踝关节的运动，并将感觉信息传递到膝关节、髋关节和大脑。

间质受体

间质受体（图 4.8）是筋膜中含量最丰富、最神秘的机械感受器，也被称为游离神经末梢。在典型的运动神经中，间质受体约占所有感觉神经纤维的 80%。它们包含Ⅲ类有髓纤维和Ⅳ类无髓纤维（也称 C 类纤维）。游离神经末梢几乎存在于全身各处。它们存在于毛囊周围，有的也分布在骨内或者其他部位。在浅筋膜和深筋膜之间的剪切滑动带内有丰富的间质受体。

间质受体可以将有关张力、压力、感

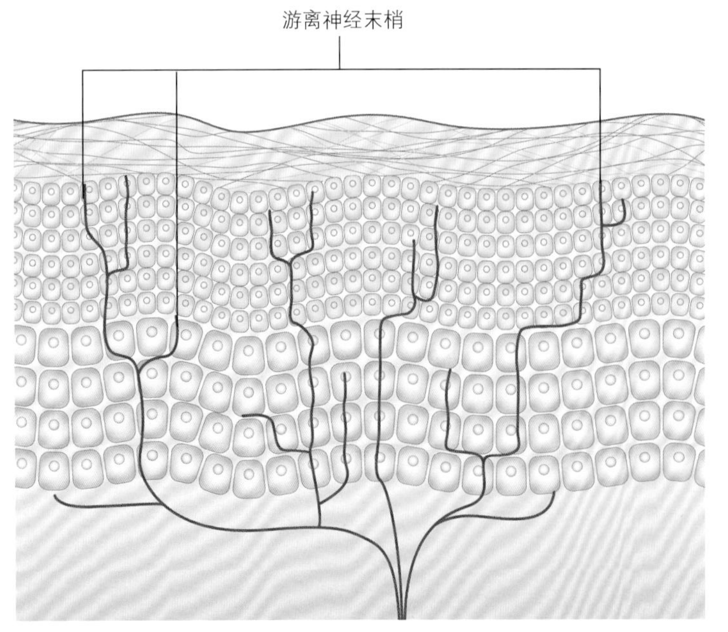

图4.8
间质受体（或称游离神经末梢）负责身体80%的感觉传入

觉、温度等机械变化信息不断地反馈给身体。一些间质受体可以执行自主神经功能，帮助调节心率和血压。它们辅助神经系统对血流进行精细调控。

通过极其轻微的压力（对毛囊）和较高的压力（对骨膜）刺激游离神经末梢，可以增加本体感觉的敏感性。目前人们认为，过度活跃的游离神经末梢是导致慢性肌筋膜疼痛的原因之一（Stecco et al.，2013）。

本体感觉和疼痛

当谈到疼痛时，我总是说“规则的十分之九来自感知”。我们所感知到的和我们能够感知到的，都会对我们的现实生活产生影响。当感到疼痛时，很多时候它是非常真实的感受。

Taimela 等（1999）的一项研究表明，不论是健康人还是患有腰痛的人，当出现腰肌劳损时，他们的本体感觉都会受损。这并不令人意外。令人感到惊讶的是，所有腰痛患者的本体感觉都比健康人更差。

一项研究（Lee et al.，2010）比较了腰痛患者和健康（无腰痛）对照者的本体感觉，结果发现腰痛患者的本体感觉出现了明显的下降，特别是在做旋转运动时。

这些研究都是针对人体的。一项针对大鼠的研究（Lambertz et al.，2008）使用河豚毒素（tetrodotoxin，TTX，一种温和的神经毒素）暂时性地抑制了腰肌筋膜中的有髓神经纤维，但是保留了游离神经末梢的疼痛感知功能。当给予相应区域最轻微的刺激时，那些本体感觉功能被抑制的大鼠表现出了强烈的疼痛反应。

筋膜（而不是肌肉）也被证实是导致延迟性肌肉酸痛的主要原因（Gibson et al.，2009）。该研究中，受试者通过下坡步行，使下肢受到反复离心收缩导致的拉伸。然后在次日，研究人员用稍微高渗的盐水来诱发疼痛反应。当将该溶液注入相应肌肉的肌腹后，受试者没有出现疼痛反应。当在超声引导下，将溶液精确地注射到肌肉的肌外膜中之后，疼痛反应呈阳性。

高渗盐水可以诱发轻微的刺激反应，故也被应用于一项关于人体胸腰筋膜的研究中（Schilder et al.，2014）。研究发现，胸腰筋膜对于痛觉的反应比其深层的竖脊肌还要敏感。这些筋膜的感觉通常被描述为灼烧感、搏动感和刺痛。最终的结论认为，筋膜是腰部对疼痛最为敏感的组织。

因为这些研究均证实本体感觉减弱和疼痛反应增加之间存在直接的联系，所以我们可以做出一个合乎逻辑的推论，即当本体感觉增强时，疼痛会减弱，甚至消失。2014 年，McCaskey 等发表了一篇系统综述，并得出了以下结论：证据表明，增加本体感觉训练来改善功能的作用并不是持续的。然而，在这篇综述中，他也承认："关于本体感觉训练方面的高质量研究很少。"

而我们所需要的正是这些高质量的研究。很少有人知道的是，在笔者的个人临床实践中，细致、敏感的本体感觉的诱导与手法刺激相结合可以降低疼痛水平并提高活动性。

从长时间的瑜伽练习中，我体会到了增强本体感觉的价值。或许任何一种需要集中注意力的运动，例如太极拳、亚历山大技巧（Alexander Technique）、费登奎斯方法（Feldenkrais Method）和各种各样的武术，都会让人们体会到这一点。

这不仅仅是一种安慰剂效应——尽管好的安慰剂效应并不会造成任何负面影响——这是对直觉的认知，即间质受体的刺激深入至身体内部，甚至深入至体内潜意识中的阴暗领域，因此，也被称为内感受（interoception）。

内感受——第七感

间质受体有多种模式，这意味着它们能够产生多种内部感觉，不仅包括疼痛，还包括冷热、饥渴、瘙痒、抚触感等。这些都被认为是内感受。内感受被定义为对身体内部状态的意识，是我们对自身内部信号的感知。虽然内感受是一个比较新的概念，但是它对我们的感知、动机和幸福感具有非常重要的作用（Farb，2015）。

这些感觉源于无髓鞘的游离神经末梢，并由大脑岛叶皮质处理（Berlucchi & Aglioti，2010）。内感受的传入缺陷被认为与心身障碍和躯体情感障碍有关。内感受的显著改变会导致焦虑和抑郁（Paulus & Stein，2010），以及贪食症和厌食症等进食障碍。

一项研究纳入了 214 例处于大学入学年龄的女性（Peat & Muehlenkamp，2011），结果发现那些在内感受能力测试中得分较低的女性，她们对自身的不满意程度更高，也更容易出现进食障碍的症状。

研究人员进一步推测，内感受的缺陷可能与肠易激综合征、纤维肌痛和慢性疲劳综合征有关。

内感受测试

神经科学家 Hugh Critchley 发明了一种简单、可靠的内感受测试方法，整个过程中唯一需要做的是注意你的心跳。Critchley 等（2004）发现，那些能更加准确地猜出自己心率的人，其在内感受测试中的得分也更高。

你现在就可以做一下这个测试。你需要的仅仅是一个秒表，你的手机应该也有这个功能，你也可以使用厨房计时器。以下是测试步骤。

（1） 定时 1 分钟。

（2） 找一个舒适的地方坐下，并做几次深呼吸。

（3） 启动计时器，对你感觉到的心率进行计数，记录下来。

（4） 重复上述步骤，对腕部或颈部的动脉搏动次数进行计数并记录。2 分钟之后重复一次。然后计算这两次结果的平均值。

（5） 计算记录的心率与脉率这两个数值之差。例如，如果估计值（即你感受到的心率次数）是 60，平均脉搏次数是 80，那么数值之差就是 20。

（6） 用计算出的差值（20）除以平均脉搏次数（80）。在本例中，结果是 0.25。

（7） 用 1 减去这个数值，得到最终评分。在本例中，所得的评分是 0.75。评分的意义如下。

0.80 及以上：很好的内感受。

0.60~0.79：中等水平的内感受。

0.59 及以下：较差的内感受。

改善内感受

那些需要集中注意力的体育活动可以改善内感受，因此，如果边使用跑步机边看视频，则不能提高内感受。举个例子，日常练习瑜伽已经被证实能使患有进食障碍的青少年获益（Carei et al.，2010）。同样地，注意自己的物理治疗也会获得很大的益处。疼痛治疗的先驱 Lorimer Moseley 巧妙地证实了这一点（Moseley et al.，2008）。在这个试验中，患有手部复杂性区域疼痛综合征并接受相同治疗的患者被分为两组。这两组患者都不允许观察被治疗的区域，且对照组在治疗过程中进行阅读、听音乐或者其他分散其注意力的事情。

试验组需要观察一张手部的照片。这张照片上标记了数字，这些数字与被刺激的部位有关。患者根据照片上的数字，反馈他们感觉正在接受治疗的部位。结果显示触觉辨别加治疗性的触觉刺激在一定程度上缓解了疼痛，其效果比单独给予治疗性的触觉刺激更好。

这两项研究都表明，我们注意的东西和注意力的质量都很重要，我们的注意力可以放大我们想要的结果。

在心身医学领域，这被称为“正念（mindfulness）”，这涉及第 5 章的内容——大脑。

参考文献

Berlucchi G and Aglioti S M (2010) The body in the brain revisited. Exp Brain Res. January; 200 (1): 25–35.

Bove G (2008) Epi-perineurial anatomy, innervation, and axonal nociceptive mechanisms. J Bodyw Mov Ther. July; 12 (3): 185–190.

Caceci T [n.d.] Example: Lamellar corpuscle. VM8054. Veterinary Histology. Available: http://www.vetmed.vt.edu/education/curriculum/vm8304/lab_companion/histo-path/vm8054/labs/lab14/EXAMPLES/Expacini.htm [April 11, 2017].

Carei T R, Fyfe-Johnson A L, Breuner C C and Brown M A (2010) Randomized controlled clinical trial of yoga in the treatment of eating disorders. J Adolesc Health. April; 46 (4): 346–351.

Critchley H D, Wiens S, Rotshtein P et al. (2004) Neural systems supporting interoceptive awareness. Nature Neurosci. February; 7 (2): 189–195.

Farb N, Daubenmier J, Price C J et al. (2015) Interoception, contemplative practice, and health. Front Psychol. June; 6, 763.

Gibson W, Arendt-Neilsen L, Taguchi T et al. (2009) Increased pain from muscle fascia following eccentric exercise: Animal and human findings. Exp Brain Res. April; 194 (2): 299–308.

Lambertz D, Hoheisei U and Mense S (2008) Influence of a chronic myositis on rat spinal field potentials evoked by TTX-resistant unmyelinated skin and muscle afferents. Eur J Pain. August; 12 (6): 686–695.

Lee A S, Cholewicki J, Reeves N P et al. (2010) Comparison of trunk proprioception between patients with low back pain and healthy controls. Arch Phys Med Rehabil. September; 91 (9): 1327–1331.

McCaskey M A, Schuster-Amft C, Wirth B et al. (2014) Effects of proprioceptive exercises on pain and function in chronic neck- and low-back pain rehabilitation: A systematic literature review, BMC Musculoskelet Disord. November; 15, 382.

Moseley G L, Zalucki N M and Wiech K (2008) Tactile discrimination, but not tactile stimulation alone, reduces chronic limb pain. Pain. July; 137 (3): 600–608.

Paulus M P, Stein M B (2010) lnteroception in anxiety and depression. Brain Struct Funct. June; 214 (5–6): 451–463.

Peat C M and Muehlenkamp J J (2011) Self-objectification, disordered eating, and depression: A test of mediational pathways. Psychology of Women Quarterly. May; 35 (3): 441–450.

Schilder A, Hoheisel U, Magerl W et al. (2014) Sensory findings after stimulation of the thoracolumbar fascia with hypertonic saline suggest its contribution to low back pain. Pain. September; 155(2): 222–231.

Schleip R (2011) Fascia as a sensory organ, in Dalton E (ed.) Dynamic Body: Exploring Form Expanding Function. Freedom from Pain Institute: 136–163.

Stecco C (2015) The Functional Atlas of the Human Fascial System. Churchill Livingstone: 64.

Stecco A, Gilliar W, Hill R et al. (2013) The anatomical and functional relation between gluteus maximus and the fascia lata. J Bodyw Mov Ther. October; 17 (4): 512–517.

Stecco C, Macchi V, Porzionato A et al. (2010) The ankle retinacula: Morphological evidence of the proprioceptive role of the fascial system. Cells Tissues Organs. 2010; February; 192 (3): 200–210.

Taimela S, Kankaanpää M M, Luoto S (1999) The effect of lumbar fatigue on the ability to sense a change in lumbar position. A controlled study. Spine. July; 24 (13): 1322–1327.

Tesarz, J., Hoheisel, U., Wiedenhöfer, B and Mense S (2011) Sensory innervation of the thoracolumbar fascia in rats and humans. Neuroscience. October; 194: 302–308.

van der Wal J (2009) The architecture of the connective tissue in the musculoskeletal system—an often overlooked functional parameter as to proproception in the locomotor apparatus. J Bodyw Mov Ther. December; 2 (4): 9–23.

延伸阅读

Aranyosi I (2013) The Peripheral Mind: Philosophy of Mind and the Peripheral Nervous System. New York, NY: Oxford University Press.

BBC Horizon (1998) [documentary series] The man who lost his body.

Blakeslee S and Blakeslee M (2008) The Body Has a Mind of Its Own. New York, NY: Random House.

Cohen H (ed.) (1999) Neuroscience for Rehabilitation, 2nd edn. Philadelphia, PA: Lippincottt Williams & Wilkins.

Craig A D (2002) How do you feel? Interoception: The sense of the physiological condition of the body. Nat Rev Neurosci. August; 3 (8): 655–666.

Cole J and Waterman I (1995) Pride and a Daily Marathon. Cambridge, Massachusetts: The MIT Press.

Mountcastle V C (2005) The Sensory Hand: Neural Mechanisms of Somatic Sensation. Harvard University Press.

Purves D, Augustine G J, Fitzpatrick D et al. (eds) (2012) Neuroscience, 5th edn. Sunderland, MA: Sinauer Associates.

Radiolab [n.d.] [radio series] The butcher's assistant. WNYC Studios. Available: http://www.radiolab.org/story/91526-the-butchers-assistant/ [April 11, 2017].

Schleip R (2003) Fascial plasticity – a new neurobiological explanation. J Bodyw Mov Ther. January; 7 (1) 11–19 and April; 7 (2): 104–116.

Schleip R (2015) Fascia as a sensory organ, in Schleip R (ed.) Fascia in Sport and Movement. Edinburgh, UK: Handspring Press: 31–40.

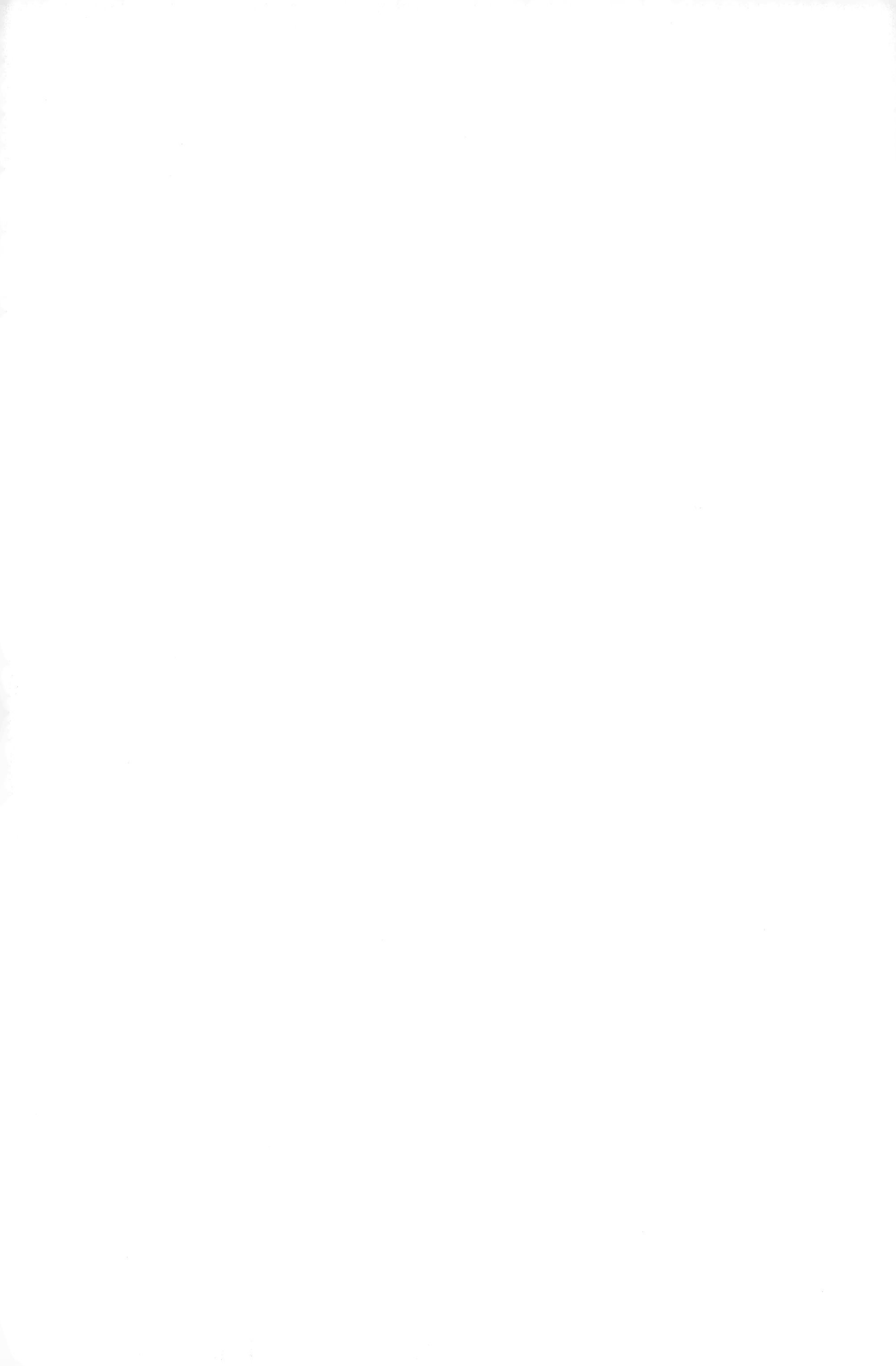

第5章　筋膜和大脑

“当你针对筋膜进行治疗时，你是在和大脑的分支进行着相互作用……”

——Andrew Taylor Still

引言

整合医学的一个重要的关注点是心身医学，即我们怎样运用思想和情感的力量对我们的身体健康和幸福感产生积极的影响。虽然这个问题很有价值，但在我看来，其中存在一个自上而下的偏见，即思想的智慧凌驾于身体的智慧之上。如果事实真的如此，我们不可能坚持如此长的时间来创造出西方医学。

如果你愿意的话，我会很高兴地承认还有另外一种偏见——身心医学。一名临床医师不可能意识不到疼痛级别、运动模式的改变和身体表现的改善对情绪和行为所产生的积极影响。

有一种哲学理念叫作体验认知。体验认知是一种哲学信仰，即认为人的思想是由身体的某些方面决定的，而不是来自大脑的感知或独立性。我们用大脑进行思考，因此，我们的每一个想法都来源于我们的身体，没有其他的来源。

没有身体，就没有感知的来源；没有大脑，也就没有感知者。正如杜克大学的生物学名誉教授Stephen A. Wainwright所言：“没有功能的结构就是一具尸体，没有结构的功能就是一个幽灵。”

同样重要的是要认识到，大脑的处理过程既有串联模式，也有并联模式（Sigman & Dehaene，2008）。在任意时刻，大脑中都在进行着很多事情——感觉传入、自主监控、内感受意识、运动控制、有组织和无意识的思维，等等。一个人不可能时时刻刻都清醒地意识到这些，更不用说去处理它。理性与意识不一样。作为一种结构化思想，理性往往是线性地处理问题。所以我们推论大脑也必须以这种线性方式工作。但是，或许事实并不是这样。

事实上，我们的精神和身体之间存在着另外一种关系模式。这是一种共存的系统，而不是“非此即彼”的系统。虽然研究独立的身体系统是必要的且有用的，但我认为将身体和精神分开是相当武断的，而且这种划分很大程度上是人为的。

René Descartes（勒内·笛卡儿，1596—1650）通常被认为是将身体与精神划分开的第一人。但事实上，他是那个时代的自由主义哲学家。在他生活的那个年代，科学领域还处于起步阶段。当科学与教义存在冲突时，科学就会受到罗马天主教会的攻击。例如当时的日心说就因与教会信仰的地心说相矛盾而受到了猛烈的攻击。

当时，宗教法庭怀疑伽利略持有反圣经的科学想法，因此，伽利略的书被列为禁书，并且他的所有作品和他以后可能创作的任何作品都被禁止出版。他被软禁在家中长达 9 年，直到 1642 年去世。

这就是 Descartes 当时必须面对的学术氛围。

Descartes 提出了一个观点，即现实被分成两类实体：一类是广延实体（res extensa），即物质世界——既有质量，又有重力；另一类是思维实体（res cogitans），即思想的主观世界——既没有质量，也没有重力。

Descartes 认为，任何事物的表达都是值得科学研究的。他希望这样的划分可以缓和教会的情绪，并调和教会对于科学的观点（教会认为科学会对事物的秩序造成威胁）。虽然 Descartes 的观点是否缓解了宗教和科学之间的紧张关系值得商榷，但是值得注意的是，Descartes 在他的一生中搬了 24 次家，以寻找一个可以让他平静地生活和思考而不用担心被报复的地方。不可否认的是，他是第一位处于自由主义范畴的哲学家。

但不幸的是，Descartes 将现实分割成思想和物质世界的二元并存理念也在无意中产生了副作用。在过去 300 年的大部分时间里，科学在很大程度上忽视了去探索物质世界的成分是如何在精神世界里显现的，以及心理构造是怎样影响身体的。那些敢这样做的人，往好了说会被忽视，往坏了说则会被嘲笑。

匹兹堡大学进行了一项初步研究，以了解正念冥想能否对慢性腰痛的老年人产生积极的影响（Morone et al.，2008）。

正念冥想是指精神上只关注当下，这样做是为了使躁动的大脑（所谓的“猴子思维”“小狗思维”）保持安静。正念冥想最简单的形式是专注于自己的呼吸，同时反复想着“吸气，我知道我正在吸气；呼气，我知道自己正在呼气”。每一次当你的思想开始游离的时候，你就需要重新集中思想于你的呼吸，并回到默念状态中。

这种方法是为了回到平静的状态，即使你意识到有一些随机的想法产生，也只是观察而已。所以你可能仍然有想法，但是想法中没有你。

匹兹堡大学的研究结果表明，在每一种情况下，受试者的慢性腰痛都有所缓解。但令人失望的是，这项研究开始时有89名受试者，但最终只有8名受试者完成了试验。虽然该研究的样本量较小，不足以说明问题，但我们也不应完全忽略该项研究结果。

冥想已经被证实可以提高体内一氧化氮的浓度（Kim et al.，2005）。一氧化氮，特别是一氧化氮的供体三硝酸甘油酯可以诱导筋膜放松（Schleip et al.，2006）。我们已经了解了胸腰筋膜在腰部结构中的重要性，以及枕下肌（头后大直肌、头后小直肌等）与硬脊膜之间存在着物理性的筋膜连接（参见第3章和第4章），因此这种相关性是很明显的。当然，这也需要进一步研究。

另一个例子，尽管完全是传闻，但其现象涉及躯体情感释放。躯体情感释放通常表现为躯体的机械张力变化或释放，同时伴有情绪反应（往往是愤怒或悲伤）。尽管躯体情感释放经常出现，但是它通常不会发生在那些患有创伤后应激障碍（post-traumatic stress disorder，PTSD）的患者身上。很多临床医师表示，在那些没有被诊断为创伤后应激障碍的患者身上观察到了躯体情感释放。事实上，我也有过这样的经历。

在那起创伤性事件中，我的生命受到了威胁，我差点被勒死。当时我当然很害怕。我在很久之前就已经接受过关于那件事的心理治疗。那件事大概发生在我四五岁时，但直到我45岁左右的时候，躯体情感释放才出现。

有一天，我参加了一场继续教育研讨会，一位值得信赖的同事在我的左前斜角肌上做筋膜释放。相当突然地，我对那起创伤性事件产生了一种特殊的身体情感回忆，其中包含了大量的图像细节，比简单的回忆要生动得多，就好像我又一次感受到绳子缠绕着我的脖子。与此同时，我绷紧了身体，我的呼吸变得急促并开始流泪。值得注意的是，我的同事使用的是正常的压力，她的治疗并没有让我感觉到任何危险或对身体受伤害的恐惧。事实上，我同时也感受到了一种深深的解脱感，因为我的这一经历终于被触及。在接下来的治疗中，我感到一种超越身体的深层次的解脱。

我们不应忽视这种现象，否则就会陷入笛卡儿二元论的错误方面。这样的现象正好位于思想和物质的交汇点，静静地等待着人们去研究。

我们已经在第4章中了解到筋膜系统是怎样与神经系统相互作用的，但是身体和大脑之间是否还存在其他联系？筋膜是否可能正是联系思想与身体的纽带？

能够明显体现这一点的解剖结构是脑膜：硬脑膜、蛛网膜和纤薄、网状的软脑膜。

就像肌肉骨骼系统中的筋膜一样，软脑膜沿着大脑的轮廓延伸，一直到产生脑脊液的室管膜。软脑膜的主要成分是网状纤维，而网状纤维的主要成分是胶原蛋白。同样地，硬脑膜组织实际上也包绕着所有神经。

在显微镜下观察，可见软脑膜中有一个单向排列的纤维网络，从而产生贯穿整个脊膜的张力（Nam et al.，2014）。宏观来看，有研究人员发现，胶原蛋白的松弛与焦虑之间也存在着联系（Bulbena et al.，2006）。也许大脑中也有一种自然存在的预张力来促进最佳的功能表现。

值得注意的是，胶原蛋白也是一种半导体。在适当的温度和水合作用下，体内的胶原蛋白可以携带电荷（Tomaselli & Shamos，1974）。有人推测，胶原蛋白的这种特性加之其液晶分子结构，可以使胶原蛋白网具有像晶体管电路那样的功能，从而可以像计算机中的微处理器一样存储和传输信息（Oschman，2000）。

在纳米技术领域，胶原蛋白类似物三重螺旋蛋白被用来制造纳米线（Hanying，2011）。特拉维夫大学成功地利用血液、牛奶和黏液制造出了可生物降解的晶体管（Hunka，2012）。但他们还没有用胶原蛋白尝试过（Hunka，2015）。

尽管这些推测很有趣，但为了真正探究筋膜作为联系思想和身体的纽带的可能性，我们必须对脑细胞中一种叫作神经胶质细胞的特殊细胞进行仔细的研究。并且，可能不会令人感到惊讶的是，神经胶质与筋膜有一些相似之处。

20 世纪初的神经科学

Santiago Ramón y Cajal 是 20 世纪首屈一指的神经科学家。他研究人和动物的大脑结构，以寻找能够揭示大脑功能模式的结构。在 20 世纪初，他利用最先进的染色方法，显示出了大脑的细胞部分（特别是神经元）的微观结构（图 5.1）。他在这方面所做出的贡献可以与 Vesalius 的成就相提并论。

Ramón y Cajal 开创了神经元学说，该学说认为大脑和神经系统是由离散的细胞组成的，其中神经元是主要的细胞。神经元学说进一步阐明：虽然神经元不是一个连续的硬线网络，但它们通过跨越间隙连接的突触来相互沟通。神经元学说认为，中枢神经系统中所有的信息交换和沟通都是通过这种方式进行的。

这与 Camillo Golgi 的网状理论存在直接的冲突。网状理论认为，所有大脑细胞和神经系统细胞构成了像网络一样的连接，并共同发挥作用。

1906 年，Ramón y Cajal 因为其杰出的贡献而荣获诺贝尔奖，神经元学说也因此占据着神经科学的核心地位，直至今日。讽刺的是，就在同一天，Golgi 也因其发明的染色方法而获得了诺贝尔奖。而

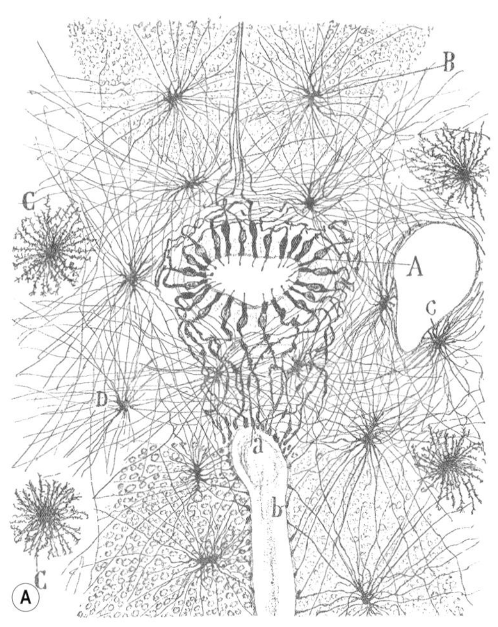

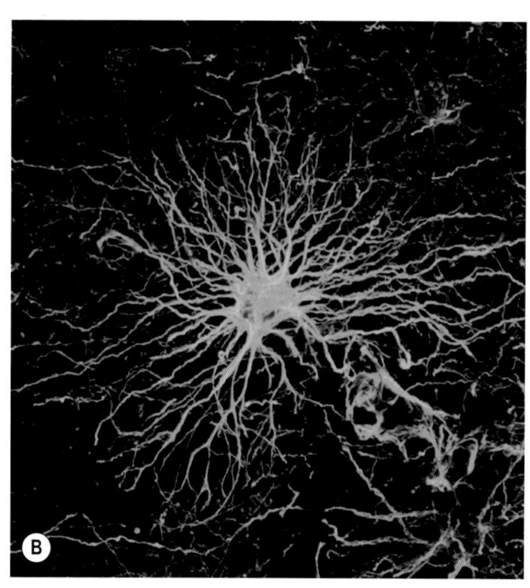

图5.1

（A）Ramón y Cajal绘制的神经胶质细胞（图中C）。（B）真正的神经胶质细胞

（A图由英国伦敦Wellcome图书馆惠赠，B图经 Maiken Nedergaard许可转载）

Ramón y Cajal 正是在这种染色方法的基础上进行了改良，并借此研究脑细胞，最终提出了神经元学说。

虽然神经元不是大脑中唯一的细胞，但是人们普遍认为它们是大脑中最重要的细胞，因为它们比其他神经细胞大，并且其轴突能覆盖更长的距离。也就是说，它们更大、更长，还有像树枝一样的突起。然而，有一种比神经元小很多的细胞，其数目要比神经元多得多。最初，Ramón y Cajal 因这种细胞形似蜘蛛而称之为“蜘蛛细胞”。后来，它们被称为“胶质细胞（glia）”，在希腊语中“glia”是“胶”的意思。

据估计，这些胶质细胞的平均数量是神经元的 9 倍。也就是说，每一个神经元对应 9 个胶质细胞。还记得那句“我们只用了大脑的 10%”的老话吗？

这就是为什么人们会这么说的原因。但应该指出的是，我们现在知道85%的脑细胞是胶质细胞（Fields，2014），所以我们至少使用了 15% 的大脑。

1894 年，Carl Ludwig Schleich 首次提出胶质细胞和神经元可以以某种方式相互发送信号的观点，但这个观点很快就被人们忘记了。紧接着，又有学者提出，胶质细胞只是神经“油灰”或有机填充物，就像筋膜一样，使大脑结合在一起——在这种情况下，它也发挥着隔离神经元的作用。事实上，Ramón y Cajal 对此观点也持怀疑态度，但当他的弟弟兼研究伙伴 Pedro 赞同这个观点时，他也因此接受了这个关于胶质细胞的理论。

值得注意的是，即使当时人们已经知道，生命形式越复杂，胶质细胞的数量就越多，但仍然没有学者来努力研究胶质细胞。对当时的神经科学家而言，神经元就是一个耀眼的明星，在一堆胶质细胞的衬托下被突显出来。显然，就像我们看到的那样，神经元更为重要。但事物的真相往往不像我们看到的那么明显。

研究最终证实 Schleich 是正确的——胶质细胞和神经元之间确实会相互沟通。此外，胶质细胞会对神经递质做出应答，调节神经元的活动，等等。

如果大脑是一个巨大的管弦乐队，那么胶质细胞很可能负责指挥由神经元演奏的交响乐。但是这些发现在当时并不被众人所熟知，直到 100 多年之后。

20—21 世纪之交的神经科学

20 世纪 80 年代后期，人们首次发现神经递质谷氨酸可以引发胶质细胞中钙离子的级联反应（图 5.2）（Cornell-Bell et al.，1990）。这个发现很重要，因为在此之前胶质细胞一直被认为是完全惰性的。这一发现意味着在大脑内部有一个远程信号系统。4 年之后，Maiken Nedergaard 证实了星形胶质细胞信号网络的存在。

几年之后，也就是 20 世纪末，美国国立卫生研究院的研究员 R. Douglas Fields 完成了一项背根神经节神经元的活体成像实验。电刺激背根神经节的神经元后，钙离子会进入细胞。通过使用一种特殊的染料，这个过程就会被观察到并被绘

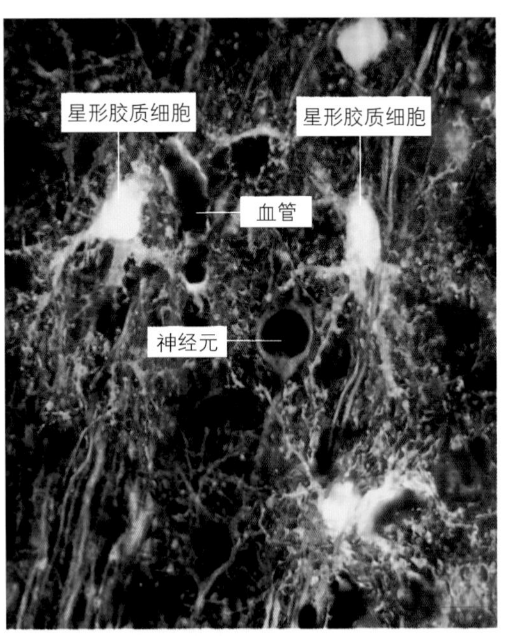

图5.2

星形胶质细胞的钙离子信号

（经 Maiken Nedergaard许可转载）

制出来，并且每一次都是这样。

为了深入研究，Fields 特意将其中一种胶质细胞——施万细胞加入到细胞培养基中。在周围神经系统中，施万细胞附着在神经元的轴突上，并参与形成神经周围的绝缘层——髓鞘。人们通常认为，通过施万细胞不能检测到神经元的活动，就像通过电线周围的塑料涂层不能感觉到电流那样。施万细胞是惰性细胞，难道不是吗？不能仅仅因为星形胶质细胞被证实不是惰性的，就认为所有的胶质细胞都是如此。

所以 Fields 在加入施万细胞后又将这个实验重新做了一遍。以下就是所发生的事情：在前 15 秒内，什么都没有发生；接着，胶质细胞一个接一个地开始亮起来，表明它们也检测到了信号，并且细胞内钙离子的浓度也出现升高；总之，这些胶质细胞以某种方式检测到了周围神经元内钙离子的变化并做出了相应的反应（Fields，2004）。尽管 Fields 当时还不知道这所有的一切意味着什么，但显然这是一个重要的时刻：

“我真希望我能从这个发现中得到一些什么。”Fields 说，“这些被认为是神经元之间填充物的细胞正进行着某种沟通。”（Fields，2009）

虽然神经科学家们只是刚开始研究胶质细胞，但在过去 10 年中，关于胶质细胞的研究迅速开展，胶质细胞的重要性已逐渐被人们所了解。

遇见胶质细胞

胶质细胞经常被认为其功能与大脑结缔组织的功能相似，因此，人们可能将它们视为筋膜的一部分。但据我们目前所知，它们并非如此（图 5.3）。大多数胶质细胞与神经系统一样，均来源于外胚层。

人类大脑中有 100 多万亿个突触连接，这些突触形成了大脑中所有的神经元回路。但是大脑思维的本质其实是电化学反应。神经胶质细胞对于健康突触的形成和神经元的长期存活至关重要（Smith，1998）。神经胶质细胞可以感知神经活动并发送信息以调节神经元之间的突触活动（Eroglu & Barnes，2010）。胶质细胞存在与神经元一样的神经递质的细胞受体结合位点。它们通过识别被神经元结合的神经递质来感知神经元的活动。然后胶质细胞通过钾离子通道产生钙离子波，从而发出化学信号，并将该信号传给大脑中另一部分的胶质细胞。这些胶质细胞反过来也可以产生相同的神经递质——本质上，它们可以和这些区域的神经元进行沟通，尽管这些神经元与那些发出初始信号的神经元之间并没有直接的突触连接。

换句话说，神经元和突触就像老式

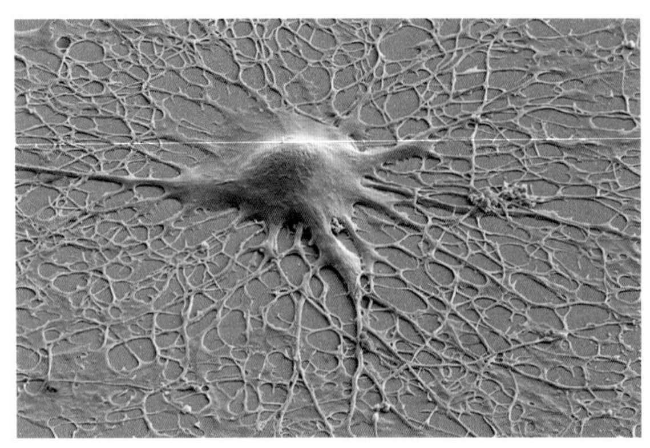

图5.3

一个神经网络中的人类胶质细胞，看起来就像是筋膜网络中的成纤维细胞（经Tom Deerinck许可转载）

的座机电话网络。我的座机和你的座机之间需要一根直接的连线，以便我们能彼此交流。胶质细胞就像是移动电话，它们可以联系任何一部有电话卡的“移动电话”（即其他胶质细胞），也可以联系老式的座机电话。

新兴的胶质细胞科学正在改变着人们关于大脑工作机制的观点，并为精神疾病、神经系统疾病（如帕金森病和肌萎缩侧索硬化）的治疗提供了新的方向。

胶质细胞也与慢性神经病理性疼痛有关（Fields，2009；Milligan & Watkins，2009）。值得注意的是，虽然胶质细胞能够释放并帮助维持抗炎因子的浓度，但长时间暴露在阿片类物质下会导致胶质细胞释放促炎细胞因子（Johnston et al.，2004）。

胶质细胞有 4 个主要的类型。一些资料会将这 4 个类型混淆成 3 个。更令人困惑的是，这 3 个类型也不总是相同。存在于整个中枢神经系统的 3 种胶质细胞分别是少突胶质细胞、小胶质细胞和星形胶质细胞。第 4 种胶质细胞是只存在于周围神经系统的施万细胞。

少突胶质细胞

少突胶质细胞（图 5.4）存在于整个中枢神经系统内。这些细胞“粗短的树突”（因此而得名）有很多长的突起，用于形成围绕神经轴突的髓鞘。

髓鞘是一种脂蛋白，用来隔离神经轴以加快神经元之间的沟通速度——就像电线外的保护层能加快电流流动并防止电流泄漏一样。最近的研究发现，髓鞘的排列方式及其在同一个轴突上的厚度差异，似乎对神经元的沟通和大脑的发育有着长期的影响。磁共振成像研究显示，学习弹钢琴的儿童和学习杂耍的成年人的大脑髓鞘发生了结构变化（Scholz & Klein，2009）。这个过程被称为活动依赖性髓鞘形成。

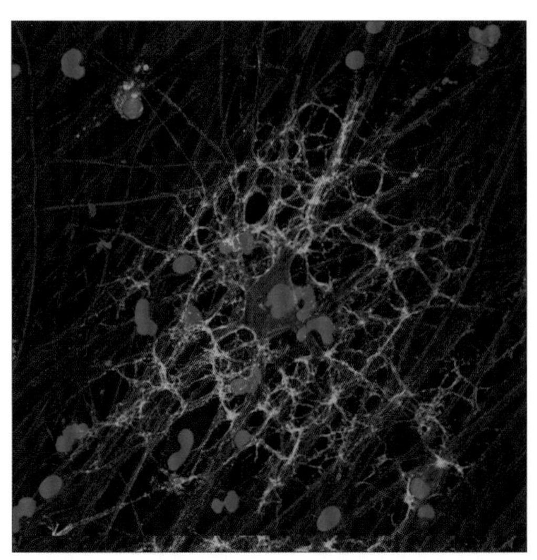

图5.4

少突胶质细胞的卷须（绿色）对轴突释放的谷氨酸盐（紫色）做出回应，促进局部髓鞘的形成

（经美国国立卫生研究院的R. Douglas Fields和 Hiroaki Wake许可转载）

所以在学习复杂的、协调性的神经肌肉活动时，少突胶质细胞会对供应和需求做出回应。在大脑演奏“交响乐”时，少突胶质细胞发挥着节律器的作用。

有学者推测，少突胶质细胞可以帮助大脑根据源源不断传入的信息做出调整。在大脑不同部位的神经元同步化放电过程中，少突胶质细胞发挥着必不可少的作用。在这些部位，哪怕是 1 毫秒的延迟都有可能导致协调性障碍（Pajevic et al., 2014）。损伤这些活动依赖性髓鞘形成过程可能会导致失读症、癫痫、精神分裂症等情况。

小胶质细胞

关于小胶质细胞（图 5.5）的起源尚存争议，目前一种意见为小胶质细胞起源于中胚层的胶质细胞。小胶质细胞在中枢神经系统（包括大脑）中发挥免疫功能。每个神经元大约有一个小胶质细胞，就好像每个神经元都有自己的保镖一样。

小胶质细胞也具有奇妙的形态结构。它们具有弹性，可以调整其自身的形状以适应周围的细胞环境。有趣的是，小胶质细胞的排列方式与成纤维细胞类似（后者沿其所处的胶原基质的纤维走行排列），但事实上，很多神经科学家推测这是小胶质细胞

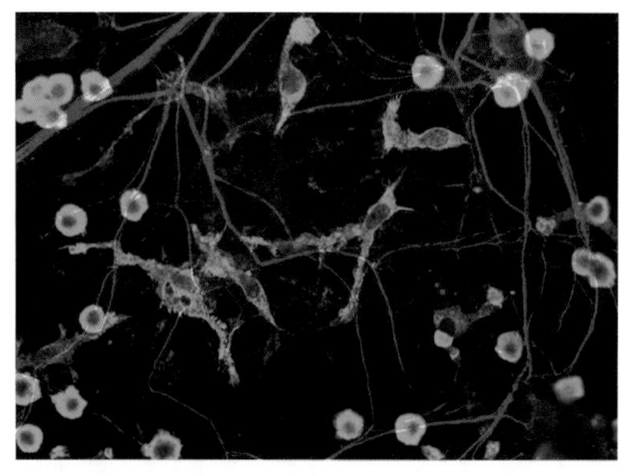

图5.5

小胶质细胞——胶质细胞网中的免疫细胞

（由Gerry Shaw惠赠，http://creativecommons,org/license/by-sa/3.0/legakode）

的一种伪装行为——只是为了更好地等待应对潜在的细胞攻击者。事实上，小胶质细胞非常擅于与细胞环境相融合，以至于到 20 世纪 90 年代中期科学家们还在对它们是否真实存在进行讨论。

我们已经了解到，当小胶质细胞检测到损伤或感染时，这些易发生改变的、独立的细胞就会立刻变成能够快速移动的、阿米巴样的细胞，同时会采取行动来击退和消除损伤或感染。另一个有趣的现象是，小胶质细胞的整合素似乎和大量的细胞因子一起参与了这个活动过程。小胶质细胞在免疫应答阶段产生的最主要物质是一氧化氮（Maruyama et al.，2012）。

最近也有研究提出了小胶质细胞在阿尔茨海默病中的作用，但关于它们的确切功能目前仍然存在争议。显然，大量小胶质细胞存在于阿尔茨海默病患者的大脑病变部位并不是一个巧合，但是小胶质细胞的真正作用仍然是未知的（Landhuis，2016）。一些实验似乎表明，小胶质细胞会加重阿尔茨海默病；然而，另外一些研究则表明，慢性炎症阻碍了小胶质细胞发挥其正常功能（Guillot-Sestier et al.，2015）。一些研究人员正在寻求重建神经胶质细胞的方法来治疗该病。

星形胶质细胞

星形胶质细胞（图 5.6）因其形状像星星而得名，这个名称比 Ramón y Cajal 提出的“蜘蛛细胞”更有吸引力。星形胶质细胞是体内最丰富的胶质细胞，每一个神经元对应着 2~10 个不等的星形胶质细胞（具体取决于所处的大脑区域）。一些研究人员推断，在神经元周围可能有许多不同类型的星形胶质细胞，并列出了 7 种甚至更多类型的胶质细胞，但目前科学界的共识是将它们归为同一类别。

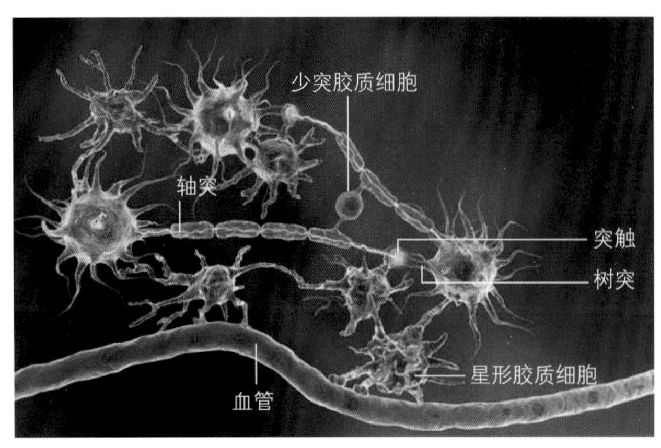

图5.6

神经胶质细胞和神经元一起发挥作用。我们在这里看到5个星形胶质细胞和3个神经元。同时，少突胶质细胞形成髓鞘来隔离轴突。在这方面，少突胶质细胞的功能很像周围神经系统中的施万细胞

（经Jeff Johnson和Hybrid Medical Animations公司许可转载）

星形胶质细胞通过提供物理基质来支持神经元的排列结构（就像大脑筋膜一样）。与神经元和成纤维细胞类似，星形胶质细胞也通过缝隙连接形成相互连接、多细胞的网状结构。星形胶质细胞正是通过这些缝隙连接来完成它们的监护任务。

神经元需要一个非常适宜的环境才能正常工作。如果环境中出现严重的离子失衡，神经细胞就会处于沉寂状态，不能工作。神经元在放电过程中会产生副产物钾离子，而星形胶质细胞可以将大脑细胞环境中多余的钾离子移除。这使得神经细胞能够维持自身正常的电荷。

星形胶质细胞可以清理废物，使神经细胞更好地发挥作用，但它们的角色并不仅限于此。它们分门别类，在大脑损伤时形成瘢痕组织。它们也参与呼吸的调节，并且对我们的学习过程有着重要的意义。

尽管长期以来一直有学者认为有某种特定的神经元负责呼吸的调节，但是目前该种神经元还未被发现。我们已经发现，当血液 pH 值下降时，延髓的星形胶质细胞能使呼吸加强（Gourine et al.，2010）。以运动为例，运动时细胞会比正常时产生更多的二氧化碳，同时血液 pH 值会下降。延髓中的星形胶质细胞通过产生 ATP 来提高呼吸速率，从而对 pH 的降低做出反应。

星形胶质细胞在学习过程中所扮演的角色则稍微有点复杂。

星形胶质细胞可以区分并整合突触之间的信息。特别的是，大脑皮质的星形胶质细胞拥有所有必需的物理、化学和结构成分来加工和整合感觉信息。它们也包含了所有与意识有关的神经递质。因为大脑没有一个特定的解剖区域来整合感觉信息，所以有学者推测，原浆型星形胶质细胞形成了一个合胞体来负责意识管理（Robertson，2002）。

星形胶质细胞也会产生大量与肌肉记忆有关的神经递质。肌肉记忆是身体随着时间的推移，一种不需要有意识地思考就能完成任务的能力，就像下班后开车回家，做一系列的拜日式运动，或者演奏一段音乐。没有人真正明白肌肉记忆是怎样工作的，或者其准确的机制是什么，但我们知道这涉及许多大脑区域的重要功能活动，这些脑区包括前额叶皮质、初级运动皮质、小脑和前扣带回。

有学者建立了一个模型来显示星形胶质细胞如何抑制和刺激某些突触通路（通过 ATP、谷氨酸和其他神经递质），从而影响运动任务的模式、速度和调控。因此，星形胶质细胞对于形成肌肉记忆非常重要（Hassanpoor，2012）。

神经胶质细胞在智力和神经肌肉协调方面的作用不仅是基于理论推测，美国罗切斯特大学医学中心的研究人员也通过实验证实了这一点。

正如我们之前提到的，随着生命形式的复杂程度和智能的提升，神经胶质细胞的数量，特别是星形胶质细胞的数量，会呈指数增长。在不同种类的生物之间，星形胶质细胞的大小和信息传递速度存在着很大的差异。

例如，人类星形胶质细胞的体积比小鼠的星形胶质细胞大 2.6 倍，长度多 10 倍。人类大脑中钙离子波的传播速度比啮齿类动物快 5 倍。我们体内也有其他类型的星形胶质细胞，如层间星形胶质细胞（interlaminar astrocyte），其长纤维可以延伸到与学习、记忆和创造力相关的大脑皮质区域内。

在一个灵感似乎来自于 Daniel Keyes 的《献给阿尔吉侬的花》的实验中，人类的神经胶质祖细胞被移植到小鼠的大脑中，以观察这些细胞能否改变大脑的功能。确实，这些小鼠变得更聪明了。

几个月之后，移植后小鼠的大脑中钙离子的传输速度增加了 3 倍，表明神经元之间的联系加强了。此外，在一些简单的记忆和学习任务中，移植了人类神经胶质祖细胞的小鼠的表现均优于那些没有被移植人类神经胶质祖细胞的小鼠（Han et al.，2013）。然而，这种"大脑兴奋剂"使这些小鼠失去了参加一年一度的小鼠奥林匹克运动会的资格。

他们保留了爱因斯坦的大脑

这是一个很著名的故事：1955 年，在阿尔伯特·爱因斯坦（Albert Einstein）去世后，Thomas Harvey 偷走了爱因斯坦的大脑。随着时间的推移，这个故事变得更具神秘色彩。我们可以确定的是，Harvey 是一位病理学家，他对爱因斯坦进行了尸体检验，并对爱因斯坦的大脑拍摄了很多照片。之后，他把爱因斯坦的大脑装入一个罐子，放在他书桌下的一个硬纸板箱中。

他相信，保存并研究这个大脑是他的职责所在，这样世界顶尖的神经科学家就可以发现是什么造就了绝无仅有的爱因斯坦。并且他相信，他有权利做这件事情。爱因斯坦似乎曾经说过，当他死后可以把他的身体用来研究，但是他的家人并不同意。为了保存爱因斯坦的大脑，Harvey 因此失去了他在普林斯顿的工作，但他依然想方设法地保存这个大脑。

在之后的 30 年中，Harvey 将爱因斯坦的大脑分成小块，并把它们分送给世界各地的研究者。其中之一就是在美国加州大学伯克利分校担任解剖学教授的 Marian Diamond。

我们只知道爱因斯坦的大脑比一般人的大脑要小，但其实他的大脑还具有一些明显的形态特点：他的大脑顶叶是不对称的，与左手相关的躯体感觉皮质中有一个突出的“把手”。这种特点在音乐家中并不罕见——爱因斯坦是一位出色的小提琴手（Falk et al.，2013；Costandi，2012）。

Marian Diamond 有一个不同的想法——她想要看看爱因斯坦的大脑中胶质细胞和神经元的比例。她注意到，在普渡大学进行的早期表观遗传学研究中，生活在充满刺激的、有丰富体验的环境中的小鼠与生活在简单环境下的小鼠相比，前者脑内的每个神经元都拥有更多的神经胶质细胞（Diamond，1999）。无论年龄大小，神经胶质细胞均具有增殖能力，因此 Diamond 推断，活跃的神经元比不活跃的神经元需要更多的支持细胞。她还推断，大脑区域的进化程度越高，其胶质细胞和神经元的比例也越高。

在当时，神经胶质细胞交流的概念还未被提出，但 Diamond 依然考虑到了神经胶质细胞的重要性，她坚信神经胶质细胞会对供应和需求做出反应。

Diamond 收集了来自 11 位男性双侧前额叶皮质和顶下小叶皮质的脑组织块（方糖大小），以此作为对照组。之所以选择这些区域，是因为它们与大脑的高级功能有关。从那以后，她就开始“纠缠”Thomas Harvey。

她每半年给 Harvey 打一次电话，如此持续 3 年后，Diamond 收到了一个包裹。在一个装蛋黄酱的罐子里，4 块方糖大小的爱因斯坦的脑组织漂浮在酒精溶液中。它们来自于与对照组相同的区域。幸运的是，这些脑组织已经经过火棉胶的包埋，因此像塑料一样硬，这使得这些脑组织成为 Diamond 用于研究的理想材料，因为她需要将它们切成厚度为 6 微米的薄片。

尽管她发现在爱因斯坦的所有大脑标本中，胶质细胞与神经元数量的比值均高于平均值，但是除了左侧顶下小叶区域外，她不认为这些差异具有统计学意义，因为数据量还不够大。

左侧顶下小叶是大脑中非常重要的部位，它包含了听觉、视觉和躯体感觉皮质，并且被认为是加工和整合多种信息的区域之一。人们通常认为，左侧顶下小叶负责大脑的概念思维和抽象思维。在爱因斯坦的大脑中，该区域的神经胶质细胞的数量是普通大脑的 2 倍多（Diamond et al.，1985；Diamond，1999）。

施万细胞

施万细胞是唯一一种存在于中枢神经系统以外的神经胶质细胞。施万细胞存在于周围神经系统中。它们是非常有活力的细胞，当周围神经系统受损时，它们会发生细胞分裂。它们被认为是神经发育的调控者（Mirsky et al.，2002）。人们曾一致认为，就像其他神经胶质细胞那样，施万细胞不会对神经系统产生任何影响，但这种观点被 R. Douglas Fields 的钙诱导实验所否定，正如本章前文所强调的那样。

施万细胞分为 3 类：髓鞘施万细胞、非髓鞘施万细胞和突触周围施万细胞（也称作末端施万细胞）。更令人好奇的是，每种施万细胞都有不同的结构和功能。尽管有人认为应将它们分为 3 种不同的类型，但它们都是源于神经嵴细胞。

髓鞘施万细胞

髓鞘施万细胞像露珠一样覆盖在整条神经纤维上，直到神经纤维进入脊髓，并且它们只覆盖在直径较大的轴突（该类轴突的传导速度非常快）上。很明显，髓鞘施万细胞负责周围神经系统的髓鞘形成，以及周围神经损伤后的髓鞘再生。

在多个研究中，研究人员直接将大鼠周围神经系统的髓鞘施万细胞移植到脊髓受损的大鼠的脊柱中。由于使用的是自体细胞，所以移植后发生排斥反应的可能性很小。一篇针对 13 项实验（共 283 只大鼠）的系统综述显示，不论剂量如何，施万细胞移植可以显著提高运动功能的恢复程度；在这些实验中，剂量相当于移植的细胞数（Yang et al.，2015）。目前，迈阿密瘫痪治疗项目（The Miami Project to Cure Paralysis）正在研究施万细胞移植能否在人类身上发挥同样的作用。

非髓鞘施万细胞

非髓鞘施万细胞呈大的球形。它们通过细胞膜分泌细胞质来“抓住”（有人描述为“像拳头那样抓住”）那些纤细、直径较小的轴突，使之成为被保护的轴突束。在这种情况下，它们就像填充材料一样来保护无髓纤维。

如果髓鞘能够明显提高传导效率，为什么不是所有的轴突都有髓鞘？这是个好问题，但答案很简单：并非所有神经都需要具备如此之快的传导速率。

首先，不是所有的轴突都很长。其次，并非所有神经元都必须快速、准确地完成它们的工作。大部分 C 类纤维（参见第 4 章）的轴突负责传导某些特定的感觉信息。例如，C 类纤维的轴突会告诉我右侧髋部有钝痛（可能是我花了几个小时坐着写字导致的），而这些信息不需要被如此快速地传导。这类信息是必要的，但不是紧急的。

而当我起身去泡一杯好茶并稍微舒展一下身体的时候，我差点把滚烫的茶水洒在自己身上，但是我避开了。这个信息必须被快速传导，所以这些信息会沿着有髓纤维进行传导。

突触周围（末端）施万细胞

最后一种是突触周围施万细胞，其中

大多数是筋膜细胞。它们主要存在于神经肌肉接头处（图 5.7），此处是执行神经系统运动指令的部位。神经肌肉接头被认为是一个高度可塑的区域，因为它能够适应不断发生的变化，并对损伤做出反应。突触周围施万细胞正是这种突触可塑性的重要组成部分（Ko & Robitaille，2015）。

正如第 4 章中提到的，神经肌肉接头处是高尔基腱器和帕奇尼受体将张力和振动信息传递到整个筋膜网的部位。

在神经肌肉接头处，筋膜的机械感受器末端被突触周围施万细胞所包裹（这就是为什么这些施万细胞通常被称为末端施万细胞）。它们对于神经肌肉接头处的短期可塑性非常关键（Colomar & Robitaille，2004）。

神经切除术的研究也表明，突触周围施万细胞对于筋膜的机械感受器的早期形成至关重要。如果在生命的早期阶段移除突触周围施万细胞，高尔基受体和帕奇尼受体就不能正常形成，或者根本不会形成，也不会在损伤后再生。虽然在没有突触周围施万细胞的情况下，神经与肌肉之间仍有可能存在联系，但是这些联系被认为是暂时性的。这样看来，突触周围施万细胞对于维持机械感受器的活性至关重要，并且它们之间有一种相互依赖的关系（Kopp et al.，1997）。

另外，这种结构上的关系不可能是随机的。自然界总是在遵循着一定的模式，并且以节约能量为原则。所以我们可以合理地假设，神经胶质细胞、机械感受器及筋膜的排列中有某种内在的顺序。高尔基腱器、帕奇尼小体对施万细胞的影响机制与神经胶质细胞监护和影响神经元的一样吗？反过来也是一样的吗？据我所知，筋

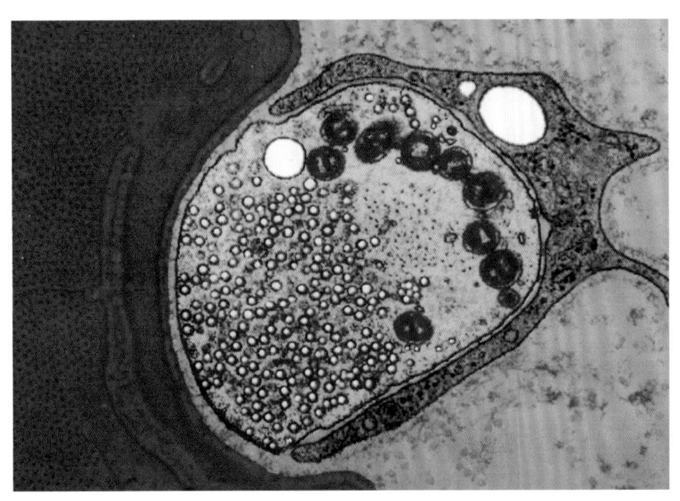

图5.7
施万细胞（绿色）和肌纤维（红色）共同覆盖着一个神经末梢（蓝色）
（由D. Fawcett拍摄，并经Science Source许可转载）

膜与神经胶质细胞的交叉领域是一个广阔的、开放的研究领域，目前还没人对其进行深入的研究。

像筋膜科学一样，神经胶质科学还处于早期阶段，但是我还是忍不住被 R. Douglas Fields 的这句话所打动：

“当你看到一只白鹭从一片沼泽岸上飞起来，优雅地翱翔着，或者在空旷的田野里疾驰而过时，你就看到了神经胶质细胞能使脊椎动物完成的事情：敏捷而优雅地运动。”

诗歌并不是证据，但如果把“神经胶质细胞”替换为“筋膜”，难道我们不是在说同样的事情吗？

参考文献

Bulbena A, Gago J, Sperry L and Bergé D (2006) The relationship between frequency and intensity of fears and a collagen condition. Depress Anxiety. July; 23 (7): 412–417.

Colomar A and Robitaille R(2004) Glial modulation of synaptic transmission at the neuromuscular junction. Glia. 47: 284–289.

Cornell-bell A H，Finkbeiner S M，Cooper M S and Smith S J(1900) Glutamate induces calcium waves in cultured astrocytes: Long-range glial signaling. Science. January; 247(4941): 470–473.

Costandi M(2012) Snapshots explore Einstein's unusual brain.Nature:News. November 16, 2012. Available: http://www.nature.com/news/snapshots-explore-einstein-s-unusual-brain-1.11836 [April 16,2017].

Diamond M C(1999) Why Einstein's brain? Lecture given at Doe Library, January 8, 1999. Transcription available: http://education.jhu.edu/PD/newhorizons/Neurosciences/articles/einstein [May 12，2017].

Diamond M C，Scheibel A B，Murphy G M Jr. and Harvey T(1985) On the brain of a scientist: Albert Einstein. Exp Neurol. April; 88(1): 198–204.

Eroglu C and Barnes B A (2010) Regulation of synaptic activity by glia. Nature. November; 468, 223–231.

Falk D，Lepore F E and Noe A(2013) The cerebral cortex of Albert Einstein: A description and preliminary analysis of unpublished photographs. Brain. April; 136(4): 1304–1327.

Fields R D(2004) The other half of the brain. Scientific Amercan. April; 54–61.

Fields R D(2009) New culprits in chronic pain. Scientific American. November;50–57

Fields R D(2012) Correspondence with the author.

Fields R D(2014) Myelin-more than insulation. Science. April; 344(6181):264–266

Gourine A V，Kasymov V，Marina N et al. (2010) Astrocytes control breathing through pH-dependent Release of ATP. Science. July; 329(5991):571–575.

Guillot-Sestier M V，Doty K R and Town T(2015) Innate immunity fights Alzheimer's disease. Trends Neurosci. November; 38(11):674–681.

Han X，Chen M，Fushun W et al.(2013) Forebrain engraftment by human glial progenitor cells enhances synaptic plasticity and learning in adult mice. Cell Stem Cell. March; 12(3):342–353.

Hanying B(2011) Geneticaally modified collagen-like triple helix protein as biomimetic template to fabricate metal/semiconductor nanowires. Dissertation，City University of New York，121 Pages; 3443928.

Hassanpoor H，Fallah A and Raza M(2012) New role for astroglia in learning: Formation of muscle memory. Medical Hypothesis.December; 79(6):770–773.

Hunka G(2012) Biodegradable transistors-made from us. Public Release. American Friends of Tel Aviv University.EurekaAlert! Available: http://www.eurekalert.org/pub releases/2012-03/afot-bt-030712.php [May 15，2017].

Hunka G(2015) Email Correspondence with author.

Johnston I N，Milligan E D，Wieseler-Franl J et al.，(2004) A role for proinflammatory cytokines and fractalkine in analgesia，tolerance and subsequent pain facilitation induced by chronic intrathecal morphine. J Neurosci. August; 24(33): 7353–7365.

Kim D H，Moon Y S，Kim H S et al.(2005)Effect of Zen Meditation on serum nitric oxide activity and lipid peroxidation. Prog Neuropsychopharmacol Biol Psychiatry.February; 29(2): 327–331.

Ko C P，Robitaille R (2015) Perisynaptic Schwann cells at the neuromuscular synapse: Adaptable，multitasking glial cells. Cold Spring Harb Perspect Biol. August; 7(10): a020503.

Kopp D M，Trachtenberg J T and Thompson W J.(1997) Glial growth factor rescues Schwann cells of mechanoreceptors from denervation-induced apoptosisi. J Neurosci. September; 17(17): 6697–6706.

Landhuis E(2016) Uncovering new players in the fight against Alzheimer's. Scientific American，Neuroscience blog. April.Available: http//www.scientificamerican.can/article/uncovering-new-players-in-the-fight-against-alzheimer-s/ [April 16,2017].

Maruyama K，Okamoto T and Shimaoka M(2012) Integrins and nitric oxide in the regulation of glia cells: Potential roles in pathological pain. J A nesth Clin Res. June; 4，292.

Milligan E D and Watkins L R(2009) Pathological and protective roles of glia in chronic pain. Nat rev Neurosci. January; 10(1):23–36.

Mirsky R，Jessen K R，Brennan A et al.(2002) Schwann Cells as regulators of nerve development. J Physiol Paris. January-March; 96(1-2):17–24.

Morone N E，Greco C M and Weiner D K(2008) Mindfulness meditation for the treatment of chronic low back pain in older adults: A randomize controlled pilot study. Pain February; 134(3):310–319.

Nam M H，Baek M，Lim J et al. (2014) Discovery of a novel fibrous tissue in the spinal pia mater by polarized light microscopy. Connect Tissue Res. April; 55(2):147–155.

Nedergaard M(1994) Direct signaling from astrocytes to neurons in cultures of mammalian brain cells. Science. March; 263(554):1768–1771.

Oberheim N A，Takano T，Han X et al.(2009) Uniquely hominid features of adult human astrocytes. J Neurosci. March; 29(10):3276–3287.

Oschman J L(2000) Energy Medicine: The Scientific Basis. Elsevier:41–58.

Pajevic S，Basser P J and Fields R D(2014) Role of myelin plasticity in oscillation and synchrony of neuronal activiity. Neuroscience. September; 276, 135–147.

Robertson J M(2002) The Astrocentric Hypothesis: Proposed role of astrocytes in consciousness and memory formation. J Physiol Paris. April-June; 96(3–4):251–255.

Schleip R，Klingler W and Lehmann-Horn F(2006) Fascia is able to contract in a smooth muscle-like manner and thereby influence musculoskeletal mechanics. J Biomech. 39(Supplement 1) S488.

Scholz J，Klein M C，Behrens T E and Johansen-Berg H(2009) Training induces changes in white matter architecture. Nat Neurosci. November; 12(11):1370–1371.

Sigman M，and Dehaene S(2008) Brain mechanisms of serial and parallel processing during dual-task performance. J Neurosci.July; 28(30):7585–7598.

Smith S J(1998) Synapses: Glia help synapses form and function. Current Biology. 8，R158–R160.

Tomaselli V P and Shamos M H(1974) Electrical prooerties of hydrated collagen.II. Semiconductor properties. Biopolymers. December; 13(12):2423–2434.

Yang L，Ge Y，Tang J et al.(2015) Schwann cells transplantation improves locomotor recovery in rat models with spinal cord injury: A sysematic review and meta-analysis. Cell Physiol Biochem. December: 37(6):2171–2182.

Yeager A (2015) Maestros of learning and memory: Glia probe to be more than the brain's maintenance crew. Science News. August; 188(4): 19–21.

延伸阅读

Armati P J (2007) The Biology of Schwann Cells: Development，Differentiation and Immunomodulation. New York，NY: Cambridge University Press.

Damasio A R(1994)Descartes'Error: Emotion，Reason and the Human Brain. New York，NY: Grosset/Putnam.

Doidge N(2007) The Brain That Changes Itself: Stories of Personal Triumph from the Frontiers of Brain Science. Penguin Group.

Fields R D(2009) The Other Brain: The Scientific and Medical Breakthroughs That Will Heal Our Brains and Revolutionize Our Health. New York，NY: Simon & Schuster.

Koob A(2009) The Root of Thought-Unlocking Glia: The Brain Cell That Will Help Us Sharpen Our Wits，Heal Injury，and Treat Brain Disease. Upper Saddle River，New Jersey: Pearson Education/FT Press.

Schwartz J M and Begley S(2002) The Mind and the Brain: Neuroplasticity and the Power of Mental Force. New York，NY: Regan Books.

Wellnesstalkradio.com(2015) Interview with R. Douglas Fields，'The Other Brain，'conducted by Kristin Costello. Available: https://www.youtube.com/watch?v=m-oLHCS4-Kg [April 16，2017].

第6章　筋膜与器官

“如果颅脑认为自己是被一个可控的、已知的世界所包围，那么我们的第二大脑，则与世界的神秘和未知联系在一起。在过去的一个世纪里，人体的‘第二大脑’经历了三次被发现、被遗忘，最终又被医学重新发现的过程，这表明我们和我们的身体智能之间的关系是多么的复杂。”

——Amnon Buchbinder

消化道，我亲爱的朋友

内脏筋膜又称内筋膜，它非常复杂，但这并不是因为其基本结构。事实上，内筋膜的组织结构反映了神经筋膜和肌肉筋膜的分布情况。而它的复杂性在于其迂回曲折和毗邻关系。

内脏筋膜覆盖了从颅底到骨盆底部的所有区域。简单地说，它连接着自口腔至臀部的各种结构。总的来说，这一段结构属于消化道。但是从筋膜的角度来看，我们还必须把肺、心脏和肾纳入其中。它们虽然是消化道的“下匝道”，但仍是整个系统的一部分。

让我们做一个混合隐喻。阅读这一章时，读者们将会像乘坐巴黎的水上巴士一样。水上巴士沿着塞纳河行驶，从城市中心的河流角度来观赏城市的全景。水上巴士允许乘客在途中的某些地点下车，去进行更多的探索。旅程结束后，关于巴黎的情况你将比之前了解得更多，但对大部分的街道、社区、郡、死巷或一些特别的地方，比如凯旋门四周迂回的公路（12 条大路汇聚成一个大的、多车道的环形交叉路口），你会意识到尽管你看到了全部景象，但是你仅仅看到了它们的表面。

阅读这一章就像这样的旅行过程。如果你想要看到更多深入的内容，建议你以参考文献和延伸阅读中列出的资料作为“导游”。所以，跳上“水上巴士”，让我们出发吧！

基础

内脏筋膜（也被称为内筋膜或浆膜下膜）在体腔内起支持器官的作用。这些器

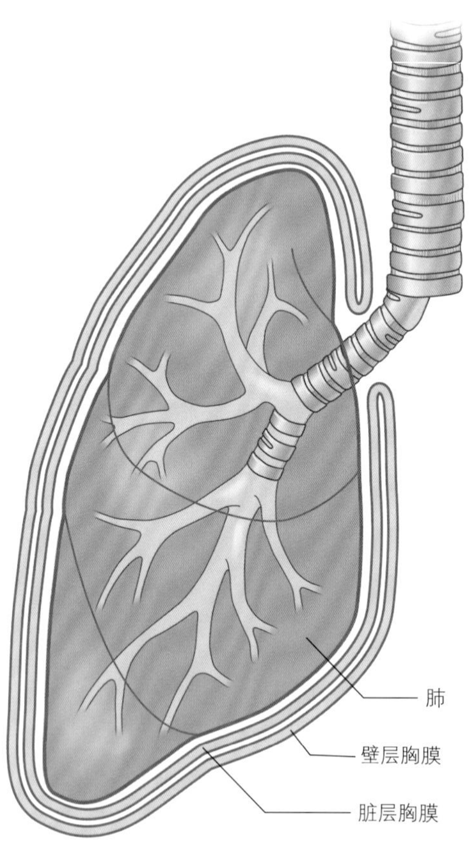

图6.1
“双层套袋”的概念。以肺表面的筋膜为例，肺的脏层筋膜自己折叠，形成两个不同但完全连续的筋膜层

官被包裹在一个双层的筋膜结构中，两层筋膜之间有一个滑动层（图 6.1）。最外层的筋膜层叫作壁层；中间部分叫作浆膜，类似于肌肉之间的筋膜滑动层；最深层为脏层，通常被称为器官的“皮肤”，有点类似于环绕肌肉的肌外膜。根据它所覆盖的器官，这一层会有不同的名称，比如心脏周围的脏层筋膜被称为心包膜，肠道的脏层筋膜被称为肠系膜。

请记住，这些结构都属于同一类组织，并且与其他的筋膜网相连。最简单的说法是，每个器官周围都有一个起保护作用的双层膜状结构，中间有一个滑动层，以保证润滑和活动性。内脏筋膜中也有特殊的增厚部位，被称为“韧带”，因为它们的功能更接近韧带（图 6.2）。如果肝脏在身体里不能活动，我们在弯腰时就会觉得不舒服，更不用说跳舞了。

内脏筋膜的张力很重要。张力过低，器官会发生脱垂。张力过高，则会限制器官的活动——这是器官的一种正常生理性活动，并影响器官的正常功能。

虽然我们重点关注的是器官的筋膜，但值得注意的是，内筋膜也包括动脉和静脉周围的血管筋膜，以及腺体周围的筋膜。

从头开始

从鼻腔开口处的筋膜组织，到口腔和咽部，以及它与颅底的附着处，内脏筋膜沿着颈前的深层肌肉（颈长肌、头长肌）连续向下延伸，直到胸腔后发出分支，形成肺周围的胸膜，以及肺内细支气管周围的筋膜（图 6.3）。顺便说一下，如果将它

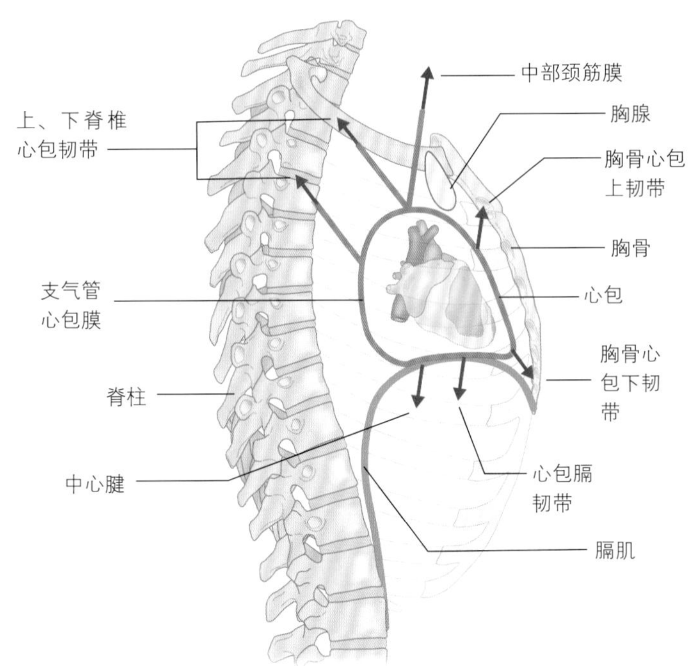

图6.2

心脏和心包的悬韧带的矢状面。在van der Wal的模型（请参见第3章）中，它们的区别仅仅是位置的不同。整体上看，这些韧带构成了一个非常复杂的动态韧带

（经许可改编自Stecco L，Stecco C. Fascial Manipulation for Internal Dysfunctions. Padova，Italy：Piccin Nuova Libraria S.p.A.，2013）

们展开，它们的面积相当于一个网球场。

在两肺及其胸膜之间是纵隔——一个结缔组织包袋，向前包裹心脏，向后包裹主动脉、食管和气管。同时，纵隔腔的中部是心包，它是心肌（人体内最重要的肌肉）的外膜。

筋膜性器官——心脏

我们知道心脏是一个泵。这是一个对生命至关重要的血泵。我们可以通过评估其流入量和流出量来检测其健康情况。因此，我们有时会忘记心脏是一块肌肉，而只是把它视作一个器官。但是心脏实际上是肌肉。这意味着它存在细胞外基质，其中的主要成分是Ⅰ型和Ⅱ型胶原蛋白。过量的心肌胶原蛋白与心肌硬化、心脏舒张和收缩功能障碍有着密切的关系（Diez et al.，2002）。

心脏的肌肉组织叫作心肌，成纤维细胞是心肌中含量最丰富的细胞。心脏中的成纤维细胞可以执行筋膜网中成纤维细胞的所有功能。当心脏处于极高的负荷之下时，成纤维细胞会通过上皮间质转化而成为心肌成纤维细胞，后者具有更强的移动性和收缩性，并且其产生基质蛋白（例如转化生长因子-β_1）的能力更强（Petrov et al.，2002）。细胞外基质重塑、心脏成

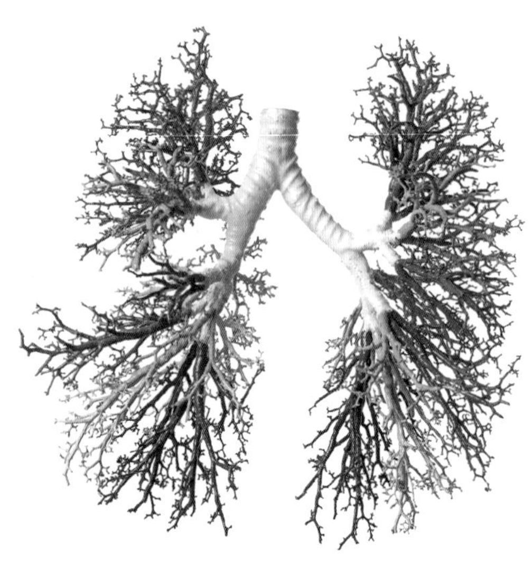

图6.3
人类的支气管树——肺的筋膜
（Dorling Kindersley/UIG/SCIENCE PHOTO LIBRARY）

纤维细胞与心脏疾病之间的关系引发了人们越来越多的兴趣（Fan et al.，2012）。

基于干细胞的治疗也是一个很有吸引力的研究领域。对心脏严重受损以至于无法耐受心脏移植手术的患者来说，唯一的选择就是干细胞治疗。这是一种更具试验性的选择，具体方法是从患者体内提取自体干细胞，再将其注射到患者的心脏中，然后观察这些干细胞能否以某种方式产生修复效果（Mathur & Martin，2004）。奇怪的是，客观性的检测结果显示，某些患者在接受干细胞治疗后，并未取得同另外一些患者那样的阳性改善。一些研究人员担心，那些疗效明显的数据结果可能被歪曲了（Nowbar et al.，2014），针对心脏疾病的干细胞疗法的疗效可能由于商业原因而被过度夸大了。Nowbar 等人在进行系统回顾时发现，那些显示出阳性结果的试验之间也存在许多差异。目前，这种疗法仍有较好的发展前景，但仍存在争议。

令我们惊讶的是干细胞在心脏再生方面表现出的良好结果。是的，是整个心脏的再生。Doris Taylor 目前是美国德克萨斯心脏研究所的一名研究人员，她发明了一种“细胞清洁剂”，这种试剂能去除心脏中所有的细胞，留下完整的心包，后者这被诗意地称为“幽灵之心”（图 6.4）。第一次使用细胞清洁剂时，她将其应用于大鼠的心脏。之后，她将大鼠的干细胞注入基质中。8 天后，被处理过的心脏表现得与正常的、健康的心脏一样（Ott et al.，2008）。

从那以后，研究人员又对猪和人的心脏进行了尝试，最终的目标是能够为器官移植提供再生心脏。因为这些再生心脏被注入了宿主的细胞物质，所以这些器官能够更好地避免排斥反应。值得注意的是，美国匹兹堡大学通过移植动物的细胞外基质，成功地重建了人体受损的肌肉（Valentin et al.，2010）。

最后，还有一种现象叫作每搏输出量增加。每搏输出量可以反映左心室每次泵出的血液量。顶级运动员在长时间的有氧

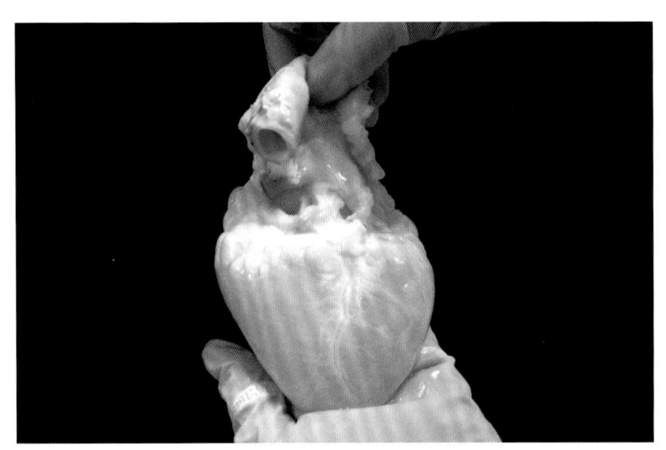

图6.4
“幽灵之心”。去除所有的细胞，只剩下心脏的心包（或称心肌外膜）。将干细胞注入这个心脏的纤维基质中，一个新的心脏就会长出来
（图片由美国德克萨斯心脏研究所的Doris A. Taylor博士提供）

运动过程中，有时会出现每搏输出量的增加。每搏输出量增加时，血量增加，但是心率会下降。实际上，心脏扩大的目的是容纳额外增加的血量。

如果我们能够改变关于心脏的看法，那么所有这些都讲得通了。德国的整骨治疗师 Gunnar Spohr 认为，心脏是一个“筋膜性器官”。通过把心脏看作一个没有明确起点和止点的肌筋膜单位，我们把一个纯粹的心脏机械模型转变为一个更动态的生物张拉整体模型。这进一步表明，我们所认为的心跳实际上可能是筋膜的一种固有属性——弹性反冲。而这样的结构更像一个动态韧带（见第 3 章），而不是一个泵。

回到中间

我们的旅行还没有结束。人体的胸膜和纵隔位于膈肌上方。内筋膜沿着食管向下，经过食管裂孔进入腹腔，然后形成壁腹膜、器官之间的筋膜、腹壁的内层，以及包裹其余器官的双层筋膜结构。值得注意的是，肠系膜（即包裹小肠的双层腹膜），现已被重新视为一个器官（Coffey & O’Leary，2016）。

壁腹膜也是神经、血管和淋巴的通道。体内 25%~50% 的淋巴液由肝脏产生，并且肝脏内存在着一个巨大的胶原蛋白网（图 6.5）。最近的研究证据表明，肝内的胶原蛋白不仅为肝脏提供结构骨架，也为肝脏内的液体流动提供了途径（Ohtani & Ohtani，2008）。

肾脏位于所有这些器官的后方（或者称为腹膜后）。肾脏周围的筋膜被称为腹内筋膜，它会增厚并形成脂肪囊（又称 Gerota 筋膜）。肾脏位于腹膜后方腰肌的顶部。与此同时，腹内筋膜向下延续成为

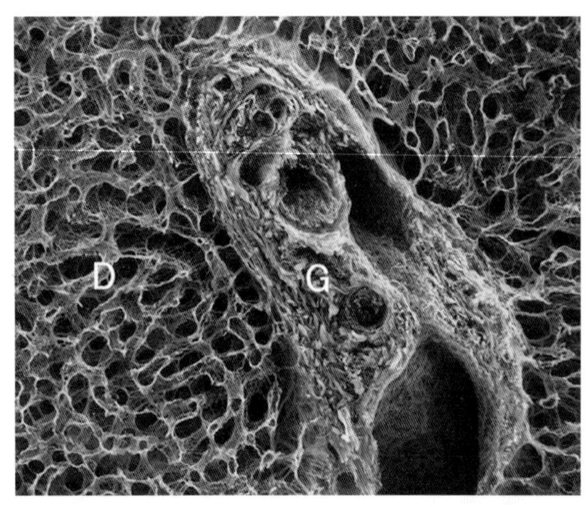

图6.5

肝脏的胶原蛋白网，其与肌肉中肌束膜和肌内膜构成的网状结构有惊人的相似之处（见图3.13）。区域G是Glisson囊，其筋膜覆盖着门静脉、肝动脉和胆管。D区显示了肝血窦的血管的单个胶原鞘

（图片经Ohtani 和 Ohtani 许可转载 2008）

骨盆内筋膜，包裹着膀胱和生殖器，以及盆膈和肛提肌的“末端”。

会思考的肠道

既然我们可以把心脏看作一个张拉整体结构，那么将肠道看作一个感觉器官也是合理的。肠道内广泛分布着神经组织网络，以至于有些人将它视为第二大脑。整个肠道的肠神经系统中约有 1 亿个神经细胞，这比脊髓和周围神经系统内的神经元的总和还要多。肠神经系统中还有肠神经胶质细胞（Coelho-Aguiar et al.，2015）。“肠脑”不仅能独立于大脑来发挥功能，还能产生与大脑相同的神经递质。

Byron Robinson 博士是将肠神经系统描绘出来的第一人。1907，他的论著《腹部和骨盆大脑与内脏自主神经节》（*The Abdominal and Pelvic Brain with Automatic Visceral Ganglia*）首次出版。该书准确地描述了肠道中的“另一个大脑”。虽然这本书已经逐渐谈出了人们的视野，但 Robinson 的观点在 Johannis Langley 1921 年出版的代表作《自主神经系统》（*The Autonomic Nervous System*）中再一次被强调。

正是 Langley 创造了“肠神经系统（enteric nervous system）”这个术语，并将自主神经系统精确地分为三部分：交感神经系统、副交感神经系统和肠神经系统。尽管前两个系统已经被医学生、治疗师和体疗师所熟知，但如果没有 Michael Gershon 博士的顽强努力，进而突出了肠神经系统在消化系统疾病治疗方面的重要性，肠神经系统将会一直被人们所忽略。

虽然我们似乎不太可能用第二大脑来推理，但肠脑是如此的复杂，以至于许多科学家认为，它的作用不可能仅仅是将肠道内容物从结肠内运出。从哲学和科学的角度看，肠脑体验世界的方式与理性的颅脑不同。尽管我们需要理性认知，而肠脑

的功能与此无关，但它对现实的感知也同样发挥着作用。从心身的意义上讲，你无法说服自己活在当下。

长久以来，我们的日常口语中经常使用与“肠道（gut）”相关的隐喻［例如，“a gut feeling”和“going from the gut”均表示“（凭）直觉”，而“bowels in an uproar”（肠子乱成一团）表示“烦恼”，等等］，发现这些隐喻可能在现实中存在真实的生理基础就不足为奇了。身体与肠神经系统是怎样的关系，以及这会如何影响我们的身体和认知过程等方面，还有待进一步的研究。而我对此持不确定观点。

参考文献

Coelho-Aguiar Jde M, Bon-Frauches A C, Gomes A L et al.（2015）“The e enteric glia: Identity and functions. Cilia. June; 63（6）: 921–935.

Coffey J C and O’Leary D P（2016）The mesentery: Structure, function, and role in disease. The Lancet Gastroenterology & Hepatology. November; 1（3）: 238–247.

Diez J, Querejeta R, López B et al.（2002）Losartan dependent regression of myocardial fibrosis is associated with reduction of left ventricular chamber stiffness in hypertensive patients. Circulation. May; 105（21）: 2512–2517.

Fan D, Talawale A, Lee J and Kassiri Z（2012）Cardiac fibroblasts, fibrosis and extracellular matrix remodeling in heart disease. Fibrogenesis Tissue Repair. September; 5（1）: 15.

Mathur A and Martin J F（2004）Stem cells and repair of the heart. Lancet.July; 364（9429）: 183–192.

Nowbar A N, Mielewczik M, Karavassilis M et al.（2014）Discrepancies in autologous bone marrow stem cell trials and enhancement of ejection fraction（DAMASCENE）: Weighted regression and meta analysis. BMJ. April; 348: g2688.

Ohtani O and Ohtani Y（2008）Lymph circulation in the liver. The Anatomical Record. June; 291（6）: 643–652.

Ott H C, Matthiesen T S, Goh S-K et al.（2008）Perfusion-decellularized matrix: Using nature’s platform to engineer a bioartificial heart. Nature Medicine. January; 14, 213–221.

Petrov V V, Fagard R H and Lijnen P J（2002）Stimulation of collagen production by transforming growth factor-beta 1 during differentiation of cardiac fibroblasts to myofibroblasts. Hypertension. February; 39（2）: 258–263.

Stecco L and Stecco C（2013）Fascial Manipulation for Internal Dysfunctions. Padova, Italy: Piccin Nuova Libraria S.p.A.

Valentin J E, Turner N J, Gilbert T W and Badylak S F（2012）Functional skeletal muscle formation with a biologic scaffold. Biomaterials. October; 31（29）: 7475–7484.

延伸阅读

Barral J-P（2007）Visceral Manipulation Ⅱ（Revised Edition）. Seattle, Washington: Eastland Press.

Barral J-P（1991）“The “Thorax. Seattle, Washington: Eastland Press.

Barral J-P and Mercier P（2006）Visceral Manipulation（Revised Edition）. Seattle, Washington: Eastland Press.

BBC Productions（2010-2011）Horizon: How to mend a broken heart. Documentary.

Chila A (exec. ed.) (2011) Foundations of Osteopathic Medicine. Baltimore & Philadelphia: Lippincott Williams & Wilkins.

Fountain H (2012) Human muscle, regrown on animal scaffolding. The New York Times, September 16, 2012.

Gershon M D (1998) "The Second Brain: The Scientific Basis of Gut Instinct and a Groundbreaking New Understanding of Nervous Disorders of the Stomach and Intestine. New York, NY: HarperCollins.

Langley J N (2017) The Autonomic Nervous System, Vol. 1, Classic Reprint Series. London, UK: Forgotten Books.

Marchand P (1951) The anatomy and applied anatomy of the mediastinal fascia. Thorax. December; 6 (4): 359–370.

Robinson B (2017) The Abdominal and Pelvic Brain with Automatic Visceral Ganglia, Classic Reprint Series. London, UK: Forgotten Books.

Shepherd P (2012) New Self, New World: Recovering Our Senses in the Twenty-First Century. Berkeley, California: North Atlantic Books.

第7章　诊断筋膜问题

“如果你想理解其功能，就去研究其结构。”

——Francis Crick

引言

在德国莱比锡两年一届的筋膜夏令营中，我们在 Danièle-Claude Matin 的指导下进行训练。我们使用木制的榫钉和橡皮筋来建造小的张拉整体结构模型。制作张拉整体结构模型并不难，但很麻烦。当一个学生制作的结构模型第 3 次甚至第 4 次飞散时，Alison Slater（一位来自澳大利亚的物理治疗师）俯下身说：“我认为你得了张力缺失症。”

大部分的筋膜问题都可以用张力缺失症来解释。

筋膜会对其承受的应力做出反应，在有需要的部位产生更多的胶原蛋白，在不需要的部位通过分泌酶而将不必要的胶原蛋白分解。当承受过度的机械应力、存在炎症或制动（图 1.10）时，筋膜中会形成粘连和纤维化（Langevin，2008）。疼痛性的肌肉收缩及关节活动度的减小经常与胶原组织和其他力量传递相关组织的僵硬有着密切的关系（Klingler，2012）。处于慢性向心性收缩状态的肌肉将会产生更致密的胶原，并且经常出现“短锁定（locked short）”状态（Myers，2009）。这些区域可以（并且经常会）导致其他区域出现短锁定或长锁定状态。随着时间的推移，这些区域能够出现明显的姿势扭曲，并产生其他不对称表现、代偿表现和相关的张力。

虽然下列任何一项都有非筋膜的原因，但它们是筋膜功能障碍最常见的症状。

- 局部和（或）整体的活动度受限，这往往累及关节和关节周围的软组织。
- 在做简单动作（如在床上翻身、穿衣服等）时，出现软组织疼痛。
- 在进行日常活动（如行走、系鞋带等）时，运动控制和协调能力下降。
- 灵活性下降，缺乏韧性或“弹跳力”——不能仅仅因为关节有一定角度的被动关节活动度而认为其下方的软组织足够柔软。

- 由于代偿和扭伤而出现姿势不良或异常身体模式。
- 总是感到隐痛——临床医师最常听到的患者主诉是："我在接受了××疗法后感觉疼痛缓解了，但1天后疼痛又出现了。"
- 本体感觉和（或）内感受减弱——这通常表现为一种感知能力低下，并且无法辨别主观感觉与躯体感觉。

那么，我们怎样才能准确地诊断或者识别筋膜的功能障碍呢？

正如我们将会在下文中了解到的，技术手段会使这一切变得更容易，但首先让我们来回顾一下使用时间最长的那些方法。首先是姿势评估，或者用更专业的医学术语来说，即病理解剖学分析。

病理解剖学分析

病理解剖学分析是一项整体姿势评估方法，有时也被称为"身体阅读"。病理解剖学分析的本质是利用身体的骨性标

筋膜与癌症

虽然相关研究仍处于初始阶段，但越来越多的研究工作提示筋膜和癌症之间存在某种关联（Langevin et al.，2016）。传统的癌症研究关注于阻止癌细胞的肿瘤转化，最近的研究则开始关注肿瘤的微环境，而这正是与筋膜相关的部位。

1个多世纪前，筋膜微环境的概念首次被提出（Mueller & Fusenig，2004）。在文献中，它通常被称为基质。筋膜与癌症之间的关键要素是炎症和组织僵硬度——这两个因素似乎会促进肿瘤性转化（Albini & Sporn，2007；Whiteside，2008），从而促进肿瘤的生长。因此，尽管许多基于身体的综合疗法（如按摩、瑜伽和针灸）被用来改善癌症患者的症状和提高生活质量，但其实还有一种更令人感兴趣的观点认为，这种疗法有可能帮助消除癌症。

但到目前为止，还没有确切的证据能够证实这种观点。没有证据显示细胞外基质的僵硬能够导致肿瘤生长。但是已有研究显示，肿瘤可以迁移进入僵硬度更高的区域，也可以从该区域迁移出去（Spill et al.，2016）。

不论怎样，这其中存在着许多有趣的关联。2015年11月，哈佛医学院主办了第一期关于针灸、肿瘤学和筋膜的研讨会。会议内容还包括对其他以筋膜为导向的手法治疗的探索。所有的演讲都有录像，并且可以在网上免费观看（Osher Center，2015）。

有两件事是可以确定的。第一，在癌症治疗方面，肿瘤学治疗需要将物理医学纳入其中。第二，需要进行更多身体方面的研究，以揭示癌症的内在分子机制，从而更有效地治疗癌症。

志来寻找与患者的症状表现相关的结构不对称。通常情况下，骨性标志的相对错位提供了可靠而准确的参考点，提示在这些区域中筋膜过于致密，从而产生了明显的姿势扭曲。这通常会导致某些肌肉和肌群不能有效发挥其功能，出现重心失衡，以及明显的应变模式。这些模式很容易与患者的症状联系起来，并形成一个合理的假设，解释为什么他们会在某些部位出现某些感受。

一旦学会了以这种方式去准确地观察人体结构，人们就可以采取许多有效的治疗方法。但人们可能会因为过度关注症状和（或）局部解剖而忽略了这些治疗方法。在本章的后文中会有一个这样的例子，但首先我们来定义一下相关术语。

虽然我见过许多描述姿势模式的术语，但我还是要借用 Thomas Myers（2009）的基本术语——在语言方面，这些术语最为简单，因此能够使患者更容易理解。病理解剖学分析已经发现了 4 种特定的扭曲模式：偏移、倾斜、弯曲和旋转。

偏移

偏移是一个结构相对于另一个结构的水平位移。图 7.1 显示了胸廓相对于骨盆发生了右移。移位也会发生在矢状面上，如图 7.2 所示，胸廓相对于骨盆发生了后移。

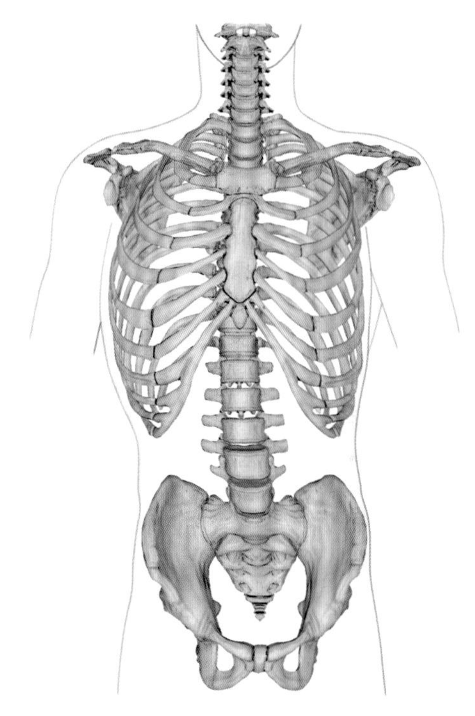

图7.1

胸廓相对于其下方的骨盆发生了右移。这样的偏移不仅会破坏肩带的稳定性，还会改变下肢的重量分布，进一步改变从足部到骨盆及其他部位的力的传递

倾斜

倾斜是在水平方向或者垂直方向上发生的斜向的位移。换句话说，身体一侧的骨性结构比另一侧要高。倾斜的方向也是用斜向位移的方向来描述。图 7.3 显示了胸廓相对于骨盆发生的右倾。图 7.4 显示了骨盆相对于胸廓发生的前倾，在这种情况下，有些人可能出现腰椎过度前凸。

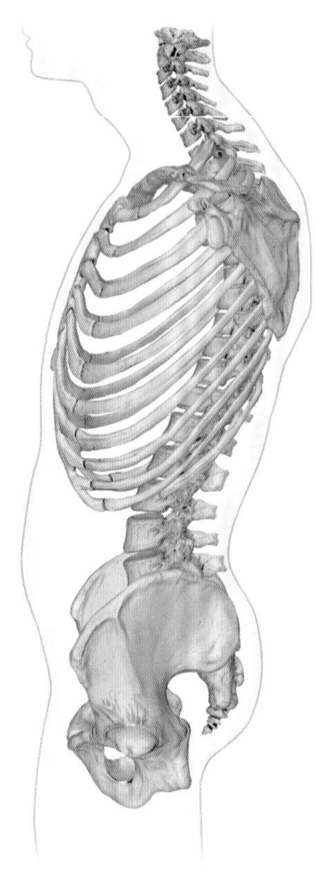

图7.2
矢状面上，胸廓相对于骨盆发生了后移。这种移位常见于腰痛患者，并且通常伴有呼吸表浅和（或）呼吸困难

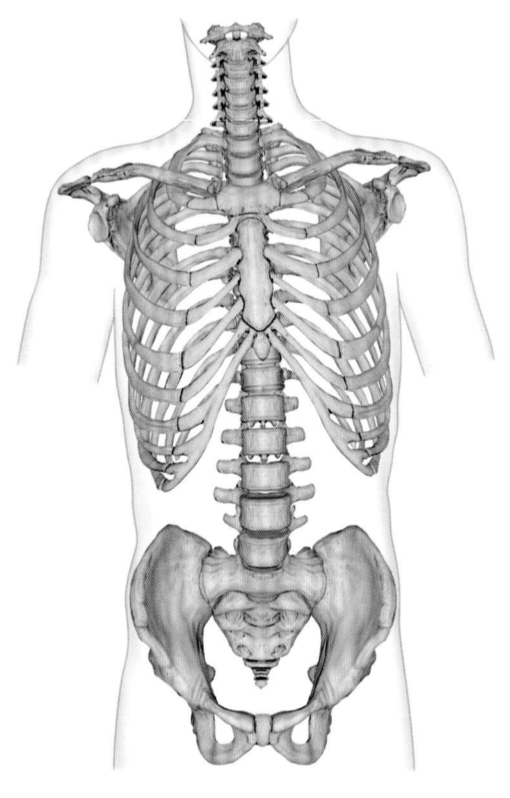

图7.3
胸廓相对于骨盆发生右倾。这种病理现象通常见于腰部疼痛和功能性下肢不等长的病例

弯曲

弯曲是一系列的倾斜，通常会形成一条曲线。脊柱侧凸就相当于一系列的弯曲，脊柱中最常见到弯曲。胫骨也可出现侧弯（图 7.5）。这提示小腿处有一个足够致密或受限的后深腔室。另外，胫骨前肌的紧张度过高会导致“香蕉样小腿”（图 7.6）。症状通常表现为小腿疼痛、膝关节疼痛，或仅仅是小腿紧绷感。

旋转

旋转是在横断面或水平面上发生的位移。旋转通常需要对比双侧的骨性标志来发现。例如，如果一侧肩峰比另一侧更靠前，那就意味着该侧肩带出现了旋转。同

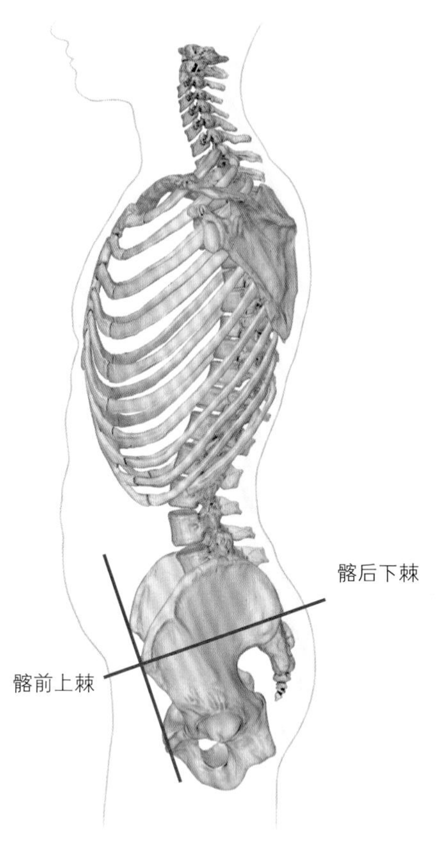

图7.4

骨盆前倾，其特点是髂前上棘好像在“看着”地板。这种情况在腰痛患者中也很常见，也常见于腰椎前凸、椎间盘受压和椎管狭窄的病例

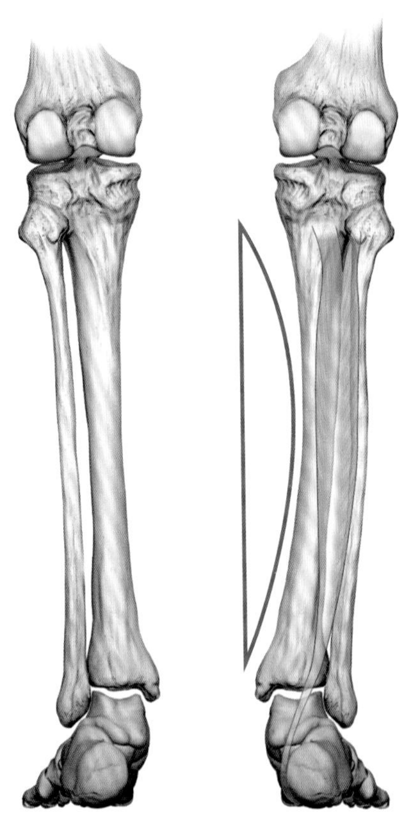

图7.5

随着时间的推移，长期紧张的胫骨后肌会导致腓骨及胫骨（后者程度较轻）向外侧弯曲

样也可以通过对比双侧髂前上棘来评估髋关节。整个身体都能按照这样的方法来评估。在当今的数字时代，一个明显的例子是，由于长时间使用手机或电脑，肱骨和肩胛骨发生内旋，这提示胸小肌短缩（当然还有其他原因）。

虽然偏移、倾斜、弯曲和旋转看似简单，但它们组合在一起却可以产生奇妙的复杂结构，并向我们展示出哪里是有效的治疗部位。与直接基于疼痛症状或功能障

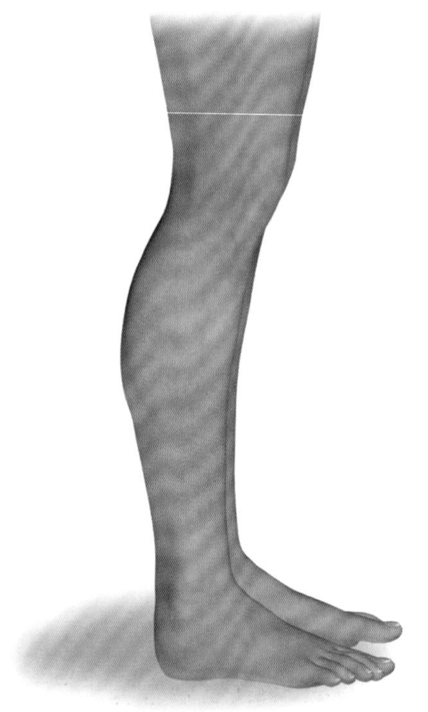

图7.6

“香蕉样小腿”是指胫骨前肌长期短缩，与腓肠肌和比目鱼肌相互作用，产生的一种弯曲的效果，导致小腿呈香蕉形。这种模式经常伴随胫骨侧弯、膝关节扭伤和足底筋膜炎

碍的治疗区域相比，这些有效的治疗区域通常会包括一些看起来并不明显的区域。

病例研究

大约 1 年前，Benjamin 开始感到右侧 T_8~T_{10} 区域的疼痛。用他的话讲，他的椎骨，尤其是肋骨，一直在“向外顶”。他已经去看过整脊师，并做了一些调整。他还看了物理治疗师并接受了强化核心力量的相关治疗。虽然这些治疗方法帮助他缓解了疼痛，但并没有达到让他满意的效果。当他找到我时，他已经接受了 1 年的治疗。

对 Benjamin 来说，最糟糕的活动就是坐着，然而他是一名数据分析师。他尝试在工作时改为跪在椅子上，这对他有一定的帮助，但是长时间坐车或坐飞机对他来说是不可能的。哪怕只是一个长途旅行的想法也会引起焦虑，因为这些症状有可能会突然发作。Benjamin 今年 25 岁。他的外表给人的整体感觉是健康、有活力的——但是外表可能是骗人的。

在进行病理解剖学分析时，我发现他的骨盆呈完美的水平位。他的髂前上棘与髂前下棘的连线是垂直的。然而，他的胸廓有点右倾，拉近了胸廓与髂嵴的距离。胸廓也有点左旋，可以观察到右侧肋缘部分突出。相比之下，左侧肋缘似乎是凹陷的。

从生物张拉整体结构或筋膜的角度来看，这是一种张力缺失障碍，是由于腹直肌、两层腹斜肌、腰方肌、腰大肌和膈肌的紧缩——所有这些使他的躯干的下半部分发生扭转，从而导致第 8~10 肋承受了过多的拉力。这就是 Benjamin 出现疼痛的原因。

此外，他的中段和下段胸椎沿着腹部旋转的拉力方向而向右侧轻度弯曲。虽然骨盆是水平的，但这种弯曲对右腿产生了一种无症状的张力，可能是重心失衡造成的。可以看到，距骨相对跟骨向内侧偏移，右脚的内侧足弓偏低（与左脚相比）。此外，触诊发现他的臀肌和深层髋外旋肌存在张力过高的问题。

重申一下，Benjamin 的症状可以通过物理治疗和整脊疗法改善，但这些症状没有完全消失且严重影响着他的生活质量。任何治疗方案想要达到一个持续的效果，必须要考虑到所有相关的力学因素。

我们无法确定最开始这是怎么发生的，但在这个病例中，腹部还有另外一条线索。在他的右肋缘下方有一个 2~3cm 长的术后瘢痕疙瘩。原来，在症状出现前 1 年，Benjamin 接受了很平常的阑尾切除术。但一开始他没有提到这件事。

即使是最好的常规手术也常会导致腹部粘连。可以认为，Benjamin 的异常病理改变最开始是由一处或多处术后粘连导致的，这个手术改变了他身体内力的传递；并且由于他的工作需要久坐，在持续的压力下，力的传递模式被进一步改变。考虑到胶原蛋白的半衰期是 6 个月，这些症状的出现大约需要 1 年的时间。这是一个合理的假设，但我们无法肯定。我们所知道的是，由于针对瘢痕组织的手法治疗对这类病例有效，手法治疗依然是他目前治疗计划中的一部分（Bove & Chappelle, 2012）。

触诊

触诊是一种通过触觉进行医学检查的技巧，自古希腊希波克拉底时代起正式成为一种必要的诊断方法。自那之后，触诊技巧在一段时期内会受到人们的推崇，而在另一段时期内则会被人们忽视。科学和技术的进步常使人们不再重视触诊。

然而，触诊可以发现大量有用的信息，例如：

- 肌张力——减弱或紧张；
- 关节运动和关节活动度；
- 组织的柔韧性和活动性；
- 筋膜结构的坚韧度、纤维化程度和密度；
- 特定肌肉、肌群或区域中相同结构的差异；
- 温度的差别。

在进行这种敏感的、探究性的触诊时，治疗师需要具备良好的解剖学知识，这一点非常重要。

通过手掌来描绘解剖结构的能力越强，触诊就越准确。这种综合能力也被称为辨别性触觉。

从触摸中获得感觉的能力也来自手

和手指的多模式机械感受器。每一个指尖都有3000多个触觉感受器（Hancock，1995），其中一些是快速反应的帕奇尼感受器，也有较慢的、低阈值的机械感受器（McGlone et al.，2014）。

除了可以进行精确的评估外，熟练的触诊还可以给患者带来其他切实的帮助——被倾听和得到肯定。把手指或手放在特定的疼痛部位，让患者产生“就是这里！”的回应，这种效果不应该被低估。触诊可以识别出确实存在问题的区域，甚至患者可能都没有意识到这些区域的存在。即使有时可能是安慰剂效应，那又怎样呢？

触诊技术

测痛仪

压力测痛仪（图7.7）是一种价格较低廉的机械装置，用于测量某一部位对压力和疼痛的敏感性。其测量深度可达5~6cm（Park et al.，2011）。测痛仪也常被用于在治疗前后测量触发点（Myburgh et al.，2008）。这些测量结果已经被证实是相当可靠的（Aird et al.，2012）。

数字化肌肉功能评估系统（Myoton PRO）

数字化肌肉功能评估系统是一种昂贵且复杂的设备（图7.8），利用快速脉冲机

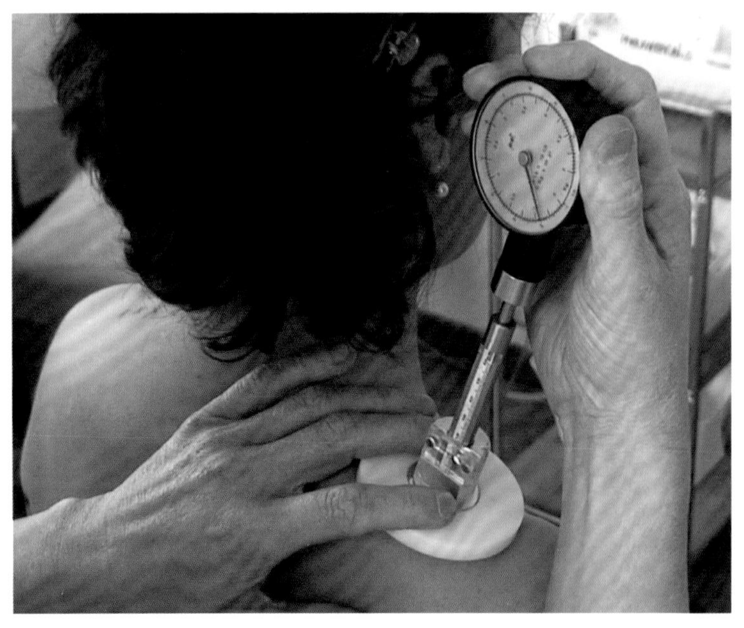

图7.7
应用测痛仪来检测肌肉
（经Christopher Gordon许可转载）

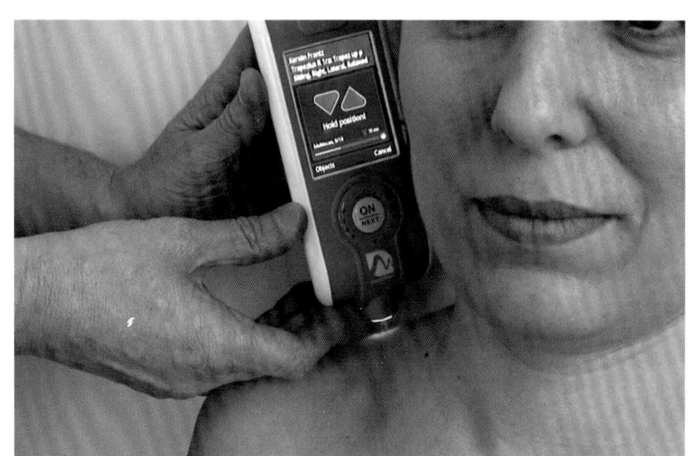

图7.8
应用数字化肌肉功能评估系统来检测肌肉
（经Christopher Gordon许可转载）

械传感器来记录关于组织特性的数据，如僵硬度和弹性。这些测量结果已经被证实是相当可靠的（Aird et al.，2012）。该设备使用方便，并且对压力和角度偏差很灵敏，这实际上可以消除由于操作错误而产生的错误数据。

影像学技术

超声

X 线和磁共振成像检查无法显示筋膜，但超声检查可以观察到筋膜。我们大多数人都了解超声检查，它利用高频声波非侵袭性地进入皮肤层，这样我们就能探测到并测量身体内部的器官和结构。超声可以显示并量化浅筋膜和深筋膜，因而可以作为一种很好的辅助诊断方法。例如，超声显示腰痛患者胸腰筋膜的后层（胸腰筋膜中最接近皮肤的一层）比没有腰痛的健康人群平均要厚 25%（Langevin et al.，2011）。

同样地，另一项关于慢性颈部疼痛的超声研究发现，与健康人群相比，慢性颈部疼痛患者的斜角肌和胸锁乳突肌的筋膜厚度存在显著差异（Stecco et al.，2014）。该研究进一步确定，1.5mm 的筋膜厚度差异是诊断颈部肌筋膜疼痛的一个可靠的临界点。

超声可以向我们展示不同筋膜层的实时动态图像（图 7.9）。Langevin 的研究（2011）也显示，腰痛患者的“剪切应变”——不同筋膜层之间的相对滑动能力存在明显的差异。当存在粘连时，嘱患者进行腰部的缓慢屈伸动作，可以借助超声观察不同层之间的滑动和粘连情况。更令人激动的是，在对该区域进行治疗之后，同样能够进行超声检查来观察和测量筋膜层滑动能力的改善。

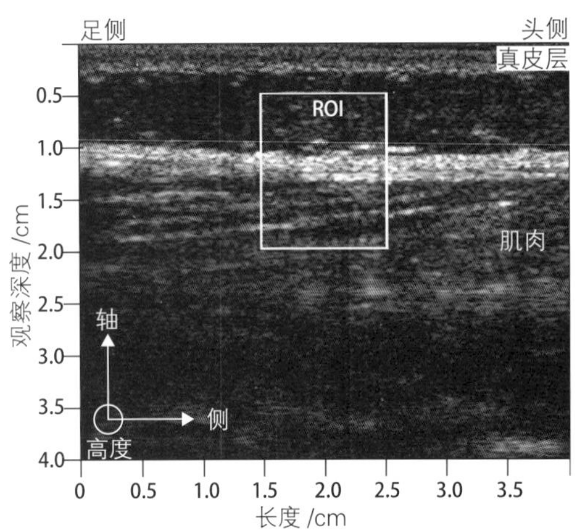

图7.9

超声弹性成像。在感兴趣区（ROI）的中央，白色条带对应的是肌外膜。注意其下方的肌肉组织和其上方的浅筋膜

［来自Langevin等的文献（2011），经BioMed Central许可转载］

由于可以进行实时观察，一些治疗师应用超声来更好地评估筋膜问题并记录患者的筋膜变化。

这一领域最近出现了一个新的进展，即超声弹性成像（Drakonaki et al., 2012）。超声弹性成像技术具有传统超声的所有优点，同时具有测量组织硬度和生成彩色图像的功能（图 7.10）。德国乌尔姆大学的筋膜研究小组利用这项技术开展了一项雄心勃勃的计划，通过对大规模健康个体样本测量弹性成像数据并进行分析，来确定筋膜硬度的正常范围。

目前，超声和超声弹性成像设备的价格较高。但这种情况正在改变，这两种设备的价格在降低，而且超声设备制造商也意识到临床医师对超声设备不断增长的需求。从研究的角度来看，检查技术的进步应该会加深人们对筋膜病理的理解和认知，也势必会提高手法治疗的效果。

当然，Benjamin 现在也感觉好多了。

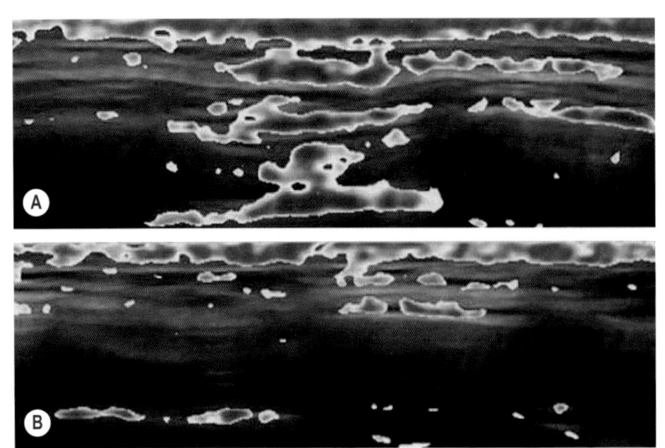

图7.10

在超声弹性成像中，组织硬度较高的区域显示为红色。最表层的皮肤总是表现出更高的硬度。这两张图片显示的是治疗前（A）和治疗后（B）胸腰筋膜的同一区域

（经Wolfgang Bauermeister博士许可转载）

参考文献

Aird L, Samuel D and Stokes M (2012) Quadriceps muscle tone, elasticity and stiffness in older males: Reliability and symmetry using the MyotonPRO. Arch Gerontol Geriatr. September–October; 55 (2): e31–e39.

Albini A and Sporn M B (2007) The tumour microenvironment as a target for chemoprevention. Nat Rev Cancer. February; 7 (2): 139–147.

Bove G M and Chapelle S L (2012) Visceral mobilization can lyse and prevent peritoneal adhesions in a rat model. J Bodywork Mov Ther. January; 16 (1): 76–82.

Drakonaki E E, Allen G M and Wilson D J (2012) Ultrasound elastography for musculoskeletal applications. Br J Radiol. November; 85 (1019): 1435–1445.

Hancock E (1995) A handy guide to touch. Johns Hopkins Magazine Electronic Edition. April. Available: http://pages.jh.edu/jhumag/495web/touch.html [May 7, 2017].

Klingler W (2012) Chapter 7.18 Temperature effects on fascia, in Schleip R, Findley T W, Chaitow L and Huijing P A (eds) Fascia: The Tensional Network of the Human Body. Churchill Livingstone, Elsevier: 421–424.

Langevin H M (2008) Chapter 6 Potential role of fascia in chronic musculoskeletal pain, in Audette J F and Bailey A (eds) Integrative Pain Medicine. Humana Press: 123–132.

Langevin H M, Fox J R, Koptiuch C et al. (2011) Reduced thoracolumbar shear strain in human chronic low back pain. BMC Musculoskeletal Disorders. September; 12, 203. Available: http://www.biomedcentral.com/1471-2474/12/203 [May 7, 2017].

Langevin H M, Keely P, Mao J et al. (2016) Connecting (T)issues: How research in fascia biology can impact integrative oncology. Cancer Res. November; 76 (21): 6159–6162.

McGlone F, Wessberg J and Olausson H (2014) Discriminative and affective touch: Sensing and feeling. Neuron. May; 82 (4): 737–755.

Mueller M M and Fusenig N E (2004) Friends or foes – bipolar effects of the tumour stroma in cancer. Nat Rev Cancer. November; 4 (11): 839–849.

Myburgh C, Larsen A H and Hartvigsen J (2008) A systematic critical review of manual palpation for identifying myofascial trigger points: Evidence and clinical significance. Arch Phys Med Rehabil. June; 89 (6): 1169–1176.

Myers T W (2009) Anatomy Trains: Myofascial Meridians for Manual and Movement Therapists, 2nd edn. Churchill Livingstone, Elsevier: 21, 254.

Osher Center for Integrative Medicine (2015) Joint Conference on Acupuncture, Oncology and Fascia. Video presentations. Available: http://oshercenter.org/joint-conference-2015-video-presentations/ [May 18, 2017].

Park G, Kim C W, Park S B. et al. (2011) Reliability and usefulness of the pressure pain threshold measurement in patients with myofascial pain. Ann Rehabil Med. June; 35 (3): 412–417.

Schleip R (ed.) (2015) Fascia in Sport and Movement. Edinburgh, UK: Handspring Publishing.

Spill F, Reynolds D S, Kamm R D, Zaman M H (2016) Impact of the physical microenvironment on tumor progression and metastasis. Curr Opin Biotechnol. August: 40, 41–48.

Stecco A, Meneghini A, Stern R et al. (2014) Ultrasonography in myofascial neck pain: Randomized clinical trial for diagnosis and follow-up. Surg Radiol Anat. April; 36 (3): 243–253.

Whiteside T L (2008) The tumor microenvironment and its role in promoting tumor growth. Oncogene. October; 27 (45): 5904–5912.

延伸阅读

Ingber D E (2008) Can cancer be reversed by engineering the tumor microenvironment? Semin Cancer Biol. October; 18 (5): 356–364.

第8章　筋膜导向疗法

"手法治疗领域主要由几所学校来主导，这些学校通常有非常有魅力的创始人。例如，在我们学校是 Ida P. Rolf 和整骨治疗师 Andrew Taylor Still。这些创始人拥有非常丰富的临床经验，他们力求根据自己的经验，尽可能地去解释手法治疗。"

——Robert Schleip，2012 年

有一个关于爱因斯坦的故事，很可能是杜撰的，因为我没有找到相关资料来加以证实。这个故事是这样的——爱因斯坦在某次做演讲或者接受采访时被问到，"您可以确定的东西是什么？"爱因斯坦停顿了一下，说："有些东西在移动。"

所以，什么是移动

长久以来，人们一直相信筋膜导向疗法可以通过同时产生手法缺血性压迫和增加放热，使筋膜经历触变相改变和"放松"，从而产生积极的效果。换句话说，治疗师施加压力并用其双手产生热量，直到筋膜"融化"。当进行治疗时，我们确实会有上述那些感觉。虽然这个理论很明显是错误的，但是我们直到现在才完全知道它是错的（Chaudry et al.，2008）。

关于卷曲

我们一定要理解的一个重要内容是，筋膜的双向网格状结构。想象一下尼龙袜的经纬线，这使它既有张力，又有强度。网格越规则，单个胶原纤维的卷曲度就越好。卷曲是由于单个胶原纤维的波状弹性，它使得胶原纤维可以沿着应力 - 应变曲线做合适的屈伸（请参见第 2 章）。健康的双向网格状结构可以产生更大的弹性，这种弹性可以表现在年轻人的运动中（Staubesand et al.，1997）。随着年龄的增长，这种弹性会丧失；久坐不动也会使这种卷曲紊乱（图 8.1）。

动物研究（Järvinen et al.，2002）表明，制动会促进筋膜组织内的交联，甚至使它们粘连在一起，而不能相互移动。在这种状态下，组织失去了滑动能力。有研究表明，运动可以适当地刺激成纤维细胞，促

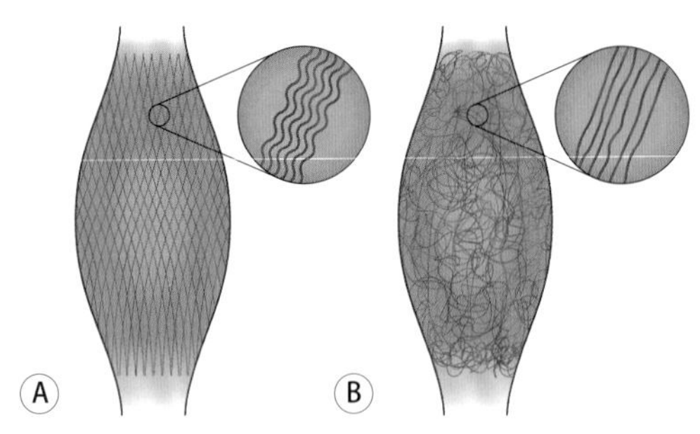

图8.1
负荷下的胶原结构。在年轻人的筋膜（A）中，胶原纤维网络通常呈清晰的双向网格状结构。此外，单个胶原纤维具有更强的卷曲特性。动物实验证实，适当的运动可以诱导结构发生改变，增加卷曲构造。而缺乏运动已被证实可以诱导形成多方向的纤维网络并减少卷曲构造（B）
（经fascialnet.com许可改编）

进健康卷曲和滑动能力的恢复（Müller et al.，2012）。笔者推测，手法治疗也会有相似的作用。

作为一名临床医师，我总是对事物的内在机制感到很好奇。这些积极效果的发生机制是什么？如果没有产生积极的效果，是什么在改变或阻碍这些过程呢？该如何运用新的知识来改变我们的治疗方法呢？

从宏观到微观：细胞水平的筋膜放松

前面的章节已经探讨了许多关于筋膜网络作用机制的内容，但最吸引人的一个实验是尝试在细胞水平上对肌筋膜释放（myofascial release，MFR）进行建模（Meltzer et al.，2010）。单丝、中间丝和微管组成了细胞骨架，并且具有机械活动特性，会对压力做出反应。在 Meltzer 的模拟实验中，利用一个真空式、易弯曲的培养皿装置来培养人类成纤维细胞，使之接受 8 小时的重复性运动应变（repetitive motion strain，RMS）。然后，将实验装置重新改装，通过进行持续 60 秒的压缩（负载）与拉伸（单轴拉伸），以模拟肌筋膜释放过程。

经过重复性运动应变后，成纤维细胞的板状伪足延长，细胞变得分散，胞质浓缩，细胞间接触面积减小。更重要的是，与无应变对照组和其他组相比，重复性运动应变组成纤维细胞的凋亡（细胞程序性死亡）数量增加了 30%（图 8.2）。

重复性运动应变组的成纤维细胞在接受了 60 秒肌筋膜释放后，不仅其细胞凋亡数量略低于无应变对照组，而且大部分负面因素都恢复到接受应变前的水平。

显然，“有些东西在移动”。尽管我们还没有完全理解这一点，但它显然正在朝着更健康和更有活力的方向移动。

筋膜疗法

下文将以一种简明的方式来介绍筋膜疗

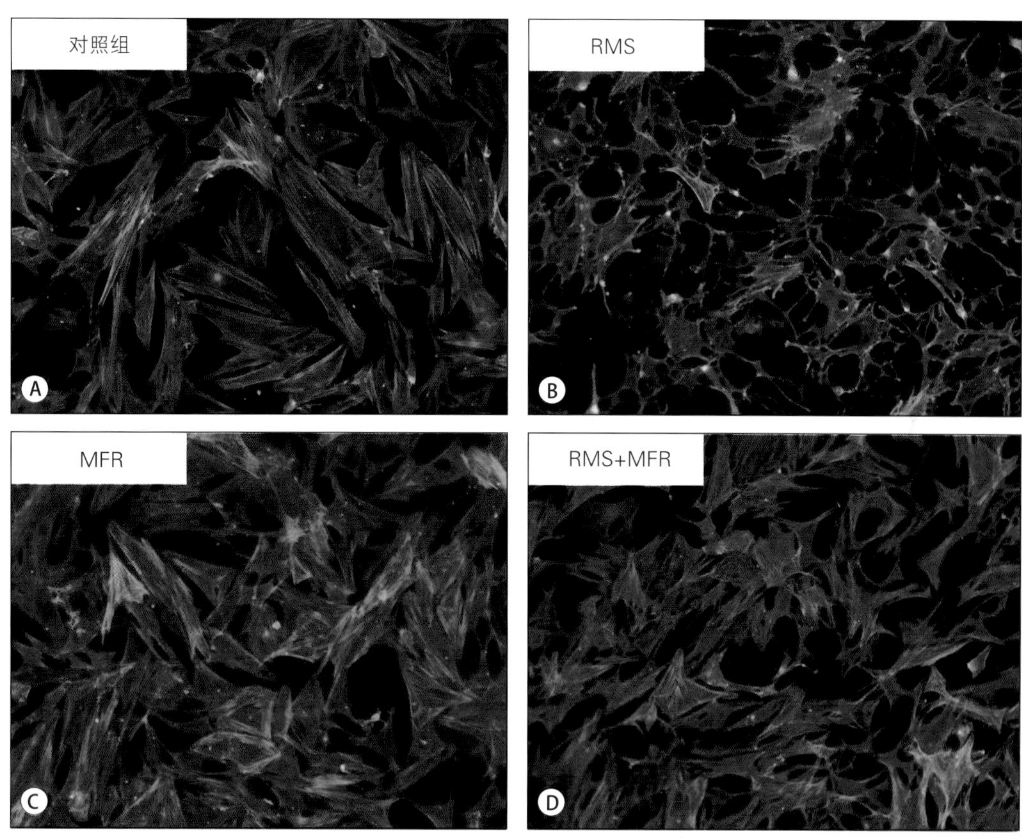

图8.2

尝试在细胞水平上模拟肌筋膜释放的实验结果。(A)对照组显示健康的成纤维细胞和肌动蛋白结构。(B)接受重复性运动应变组。(C)接受肌筋膜释放的健康组。(D)先接受重复性运动应变，然后接受肌筋膜释放后的图像

(经Meltzer等许可转载)

法的基础内容。虽然很多人认为这些疗法能对筋膜产生有利的影响，但是这些疗法既没有获得认证，也没有被循证医学研究或随机对照试验所证实。之所以要对这些疗法进行介绍，是因为它们能产生预期的效果。引用Leon Chaitow 的话："有效性的证据不足与有效性不足的证据是不同的意思。"

针灸疗法

起源：根据考古学发现，针灸可以

追溯到新石器时代，大约是公元前 10000 年—公元前 2000 年。最初的针是由石头制成的（Deng et al.，1996）。为了达到我们的目的，我们需要从那里开始一段时间旅行，穿越至 2001 年，来到 Helene Langevin 的实验室。长期以来，Langevin 教授一直对针灸的“得气”很感兴趣。这是针灸医师手指感受到的一种针灸针被组织吸进身体里的生理感觉。它没有生物学上的解释，或者至今为止没有（Langevin et al.，2001）。

在显微镜下，我们可以观察到疏松结缔组织缠绕在针灸针周围。每当针被转动时，疏松结缔组织就会进一步发生扭曲，就像“被叉子叉着的意大利面”那样（Langevin，2013）。此外，这种现象也出现在活体组织中（Langevin et al.，2004）。正是这种伸展运动激活了机械传导，并对附近的成纤维细胞的形状产生了影响（Langevin et al.，2011）。

方法：针灸治疗是将非常细的针（其粗细大约与一根头发相当）插入到皮肤中。进针点并不是随机的：进针点沿着身体中 20 条特定的经络分布。这些经络是“气”的传送通道。中医理论认为，气是人体的重要能量，气维持着组织和器官的所有重要的功能活动。

经络似乎与筋膜有着更内在的联系，因为经络似乎更倾向于沿着筋膜层分布。80% 以上的手臂针灸穴位位于筋膜层（Langevin et al.，2002）。

实践：针灸治疗通常以目标为导向，专注于为自身免疫相关疼痛、全身性疼痛和肌肉骨骼疼痛提供持续性的缓解效果。已有研究证实，它对于化学治疗相关的呕吐和特发性头痛非常有效（Ernst，2009）。通过感受腕部的脉搏，医师可以分辨出不同的特质，这些特质表明了气血的充足和不足。对舌象的视诊也很常用。医师会根据这些信息和症状，确定行针的穴位和经络。

在进针时，患者甚至可能感觉不到针的插入；也可能会出现短暂的刺痛，但这种感觉在几秒内就会消失。许多人会感到穴位处有温暖或沉重的感觉。然后这些针将会在穴位上保留 15~30 分钟。所需的治疗次数因情况而定。

欲了解更多内容，请详见：International Academy of Medical Acupuncture, Inc.（http://iama.edu/）

筋膜健身®

起源：筋膜健身®（Fascial Fitness®，FF）开始于连续运动教师 Divo Müller 和 Robert Schleip 之间的合作，他们直接将筋膜的相关研究结果应用于运动领域（Schleip et al.，2013）。例如，袋鼠肌腱的高动能储备使它们具有很强的弹跳力（Kram et al.，1988）；而超声检查显示，人类的跟腱和相关腱膜也与弹跳力有关（Sawicki et al.，2009）。筋膜健身的目标是增强整个筋膜网的弹性并减少损伤。

方法：筋膜健身有 4 个关键组成部分，即弹性反冲、筋膜拉伸、筋膜释放和本体感觉增强。

弹性反冲：弹性反冲需要一个充分预备的反动作。就像弓弦需要适当的张力来使弓箭射中靶心，预备的反动作使筋膜朝目标相反的方向拉张，使之更有弹性且能效更高。这些训练通常包括壶铃、举重和节奏弹跳。

筋膜拉伸：筋膜的伸展通常是流动的（而不是静止的）、全身性的伸展，这会拉伸到长的肌筋膜链。从很多方面来说，这些伸展运动与动物的本能动作是类似的，如果你们有宠物，会经常看到这些动作。这种性质的伸展被称为“伸体哈欠”（Bertolucci，2011）。

筋膜释放：筋膜释放是利用表面摩擦系数不同的泡沫轴和非常慢的运动来松弛筋膜组织和补充水分。相反地，在运动前进行快速的泡沫轴运动可以刺激本体感觉并提升运动表现。

本体感觉增强：这是通过缓慢和快速的微运动实现的。有时施加的负荷很小。其作用的关键是探索性的思维模式及对运动性质的关注。

实践：筋膜健身课程的安排和任何一节好的健身课程一样，先进行热身，然后训练至最大力量水平，最后进行温和的恢复活动。因为这种方式能够刺激筋膜和胶原蛋白循环（Kjaer et al.，2009；Magnusson et al.，2010），而过度进行筋膜训练则可能产生相反的效果，所以建议每周只做 2 次这类训练。而且，一旦筋膜运动的原则被充分理解，它们可能被应用于任何训练计划或体育运动中。

欲了解更多内容，请详见：http://fascial-fitness.de/en/welcome-to-fascial-fitness/

筋膜手法

起源：筋膜手法（Fascial Manipulation，FM）是由意大利的理疗师 Luigi Stecco 发明的。这种手法考虑到了筋膜在运动控制及姿势控制中的作用。Luigi 的孩子 Carla 和 Antonio 进入了家族企业并继承了其父亲的事业。他们通过对筋膜的组织学、神经支配和解剖学进行深入研究，进一步推动了筋膜科学的发展。

方法：筋膜手法将身体分为 14 个功能节段（图 8.3）。每个功能节段由 6 个肌筋膜单位（myofascial units，MFUs）控制。肌筋膜单位是功能单位，负责控制该功能节段的运动。肌筋膜单位的组成部分包括：

- 支配单关节和双关节肌纤维的运动单元；
- 当这些肌纤维收缩时，单侧运动

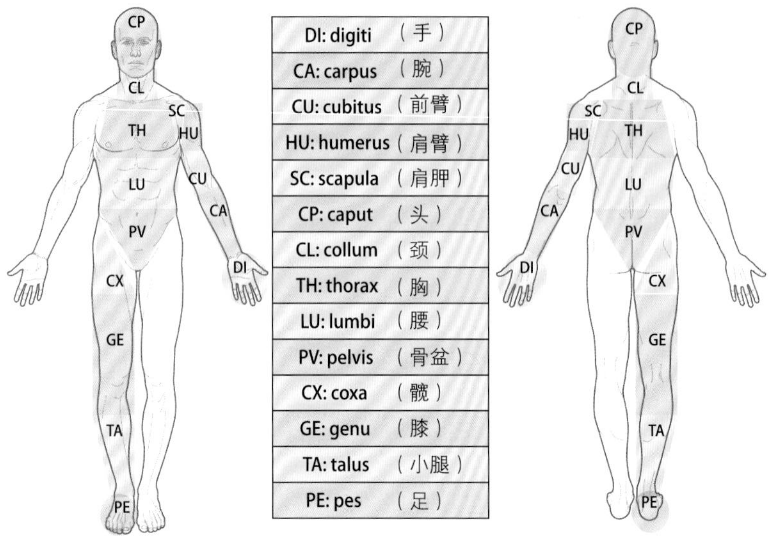

图8.3 筋膜手法中使用的14个功能节段及其拉丁名称和缩写［经许可引自Chaitow（2014）的文献］

的关节；

- 将肌纤维与韧带、肌腱、关节囊和半月板连接到一起的筋膜；
- 与该收缩运动有关的神经。

每一个肌筋膜单位又被进一步分为两个不同的区域。第一个区域被称为“协调中心”，是肌筋膜单位的主动成分。协调中心位于肌腹（肌纤维收缩的发生部位）的深筋膜上一个较小的区域内。

肌筋膜单位的被动成分被称为“感知中心”。感知中心位于关节囊、韧带或肌腱中，是感受收缩性肌纤维产生牵张力的位置。感知中心几乎总是与患者所描述的症状部位相关。

这种方法也有独特的术语来描述自然运动。这是为了便于患者和医师的使用而发明的。

实践：评估包括采集病史，了解详细的病程，从而了解导致目前症状的损伤后遗症和代偿模式。然后，利用动作评估和触诊评估来确定哪些功能节段和协调中心发生了病理改变。

治疗包括对致密的协调中心运用深层组织按摩，目的是使其恢复弹性和适当的滑动性（通过增加局部透明质酸的含量）。短期的治疗目标是缓解疼痛，长期的目标是用尽可能少的治疗来解决功能障碍的问题。

欲了解更多内容，请详见：http://www.fascialmanipulation.com/

筋膜牵伸疗法（Stretch to Win®）

起源：筋膜牵伸疗法（Fascial Stretch Therapy，FST）是由 Ann 和 Chris Frederick 共同发明的。Ann 认为她的人体运动学教

育从她 4 岁起就开始了，从那时起她就一直在母亲的舞蹈室里长大。作为一名专业舞蹈演员和舞蹈教师，Ann 于 1995 年开始在美国亚利桑那州立大学发展筋膜牵伸疗法。1996 年，她为美国男子奥运摔跤队创造了筋膜牵伸疗法。

Chris 之前一直关注于物理治疗领域，并且是一名专业芭蕾舞演员。1998 年，Chris 和 Ann 一起学习筋膜牵伸疗法，后来他们两个人结了婚。他们一起将筋膜牵伸疗法发展成为现如今复杂的神经肌筋膜手法治疗和运动再教育系统。

方法：筋膜牵伸疗法的基础是持续牵引关节囊和肌筋膜，以及在多个平面内进行缓慢振荡和环形运动。通常情况下，下肢会被舒适地保护在一系列的软带下，以更好地增加杠杆作用并更准确地定位特定的关节或神经肌筋膜单位。“没有疼痛，没有痛苦”是筋膜牵伸疗法的口头禅，因为要想取得有效的治疗效果，需要的是技巧而非蛮力。

该方法的另一个关键因素是“伸展波”。“伸展波”的概念是为了帮助从业者和患者理解牵伸运动，它是一系列起伏的运动并配以适当的呼吸协调。对医师和患者来说，在筋膜牵伸治疗过程中，正确的呼吸至关重要。

实践：评估从常规的病史采集开始，然后是一系列客观检查（包括动态触诊和静态触诊等）。其他检查方法包括（但不限于）对姿势、步态、日常生活活动和其他运动模式的观察。简单地说，筋膜牵伸疗法的从业者通过寻找可以被缩短、延长或稳定的结构以达到治疗的目标。筋膜牵伸疗法的治疗时间可以持续 15~120 分钟不等。它被用于解决长期存在的疼痛和功能性问题，并被作为一种提升专业运动员运动表现的特殊训练方法。筋膜牵伸疗法可以调整参数以适应不同患者的需求，可用于康复和恢复，以纠正失衡或者为即将开始的体育活动做准备。

欲了解更多内容，请详见：http://stretchtowin.com/

John F. Barnes 的肌筋膜释放疗法（Myofascial Release Approach®）

起源：John F. Barnes 曾是一名年轻的理疗师。在一次举重事故中，他的几节腰椎间盘被压碎了。他接受了腰椎间盘融合术和后期物理治疗来缓解症状，但这些疗法不起作用——至少不能完全缓解症状。John 仍然每天都忍受着疼痛回到家。

唯一能让他感到舒适的事情是躺在地板上，借助他自身的体重和杠杆作用对受伤部位施加压力。他发现，持续数分钟的压力可以缓解疼痛。反复尝试了几次之后，疼痛缓解的时间变得越来越长。当他开始意识到这种方法给其自身带来的益处时，他开始创造一些手法治疗，把这些加压方法应用到他的患者身上。

方法：Barnes 的疗法有 3 个不同的方面，即结构、松弛和反弹。

结构：结构相关的方法涉及对筋膜受限区域应用更多的加压和徒手技术。理疗师捏起肌肉的松弛成分，感觉其中的胶原性屏障（致密化）。然后，他们在这个水平上施加 3~5 分钟（通常情况下，时间会更长）、稳定的、持续性的压力，以便通过增加力量进入身体的深度和延长组织来促进整体的释放效果。

松弛：松弛，或称肌筋膜运动促进，是通过完全支撑肢体或身体的某一部位，以消除重力的影响。这通常会使身体的相应部位恢复到经历创伤时的位置和（或）张力状态。松弛经常是自发的。理疗师沿着最小阻力路径做固有运动直到它停止。该位置被称作静止点，因为所有的生理性运动都停止了。通常在到达静止点时会伴有躯体情感的释放。

反弹：肌筋膜反弹是指利用筋膜的流体力学和弹性反冲特性来诱导整个筋膜网的振动，从而有助于产生干扰和混乱来重置神经系统成分。这有点类似于眼动脱敏和再加工（eye movement desensitization and reprocessing，EMDR）治疗，后者通过改变神经系统处理应激信息的方式来治疗创伤后应激障碍（Servan-Schreiber, 2005）。

实践：这种方法总是从一系列的评估（包括对姿势、关于活动度、步态等的评估）。然后，治疗师设计一个治疗方案，每周进行 2 次 30~60 分钟的治疗。在整个治疗期间，治疗师会进行定期的重新评估。每 3 次治疗后会有一次集中自我护理，让患者使用按摩球、泡沫轴和长时间的伸展来模拟松弛，这样患者就可以逐渐学会自我治疗，最终的目标是完全不依赖治疗师。

欲了解更多内容，请详见：http://myofascialrelease.com/

MELT® 疗法

起源：需要通常是发明之母，对 Sue Hitzmann 来说更是如此，她是肌筋膜能量长度技术（Myofascial Energetic Length Technique，MELT®）或 MELT® 疗法（MELT® Method，MM）的发明者。作为一名小组训练的指导员、健身专家和手法治疗师，Hitzmann 一直在为其自身的慢性疼痛问题（尤其是足底筋膜炎）寻求治疗方法。她也在为她的患者寻求比一般的牵伸练习、力量练习和稳定性练习更有针对性的家庭疗法。经过多年的实地研究和开发，她终于实现了这两个目标。

方法：MELT® 疗法利用柔软的泡沫轴与各种不同大小和表面摩擦系数的按摩球来模拟徒手操作的技巧和效果。每个运用该疗法的人都被教导如何识别筋膜组织中出现脱水的部位，以及如何适当地使用泡沫轴和按摩球来促进有效的改变。其总体目标是恢复液体的流动，提高筋膜系统的稳定性。MELT® 疗法适用于改善慢性疼痛和提升运动表现。

实践：MELT® 疗法的实践模式为小班治疗和个人单独治疗。治疗师会鼓励患者自己操作 MELT® 疗法并以此作为常规自我保健的一部分。它还被建议作为一种主动的治疗方法，操作者不要等到出现问题之后才去使用该疗法，而应提前应用该疗法来预防疼痛和功能障碍的发生。

最近完成的一项关于 MELT® 疗法和腰痛的研究（Sanjana et al.，2016）纳入了 22 例使用 MELT® 疗法治疗慢性腰痛的患者。研究人员将他们与未使用该疗法的对照组患者进行比较后发现，使用 MELT® 疗法的患者，其疼痛明显减轻，腰筋膜的厚度显著减小，灵活性显著提高。

欲了解更多内容，请详见：https://www.meltmethod.com/

Merrithew™ 筋膜运动

起源：从 20 世纪 80 年代中期开始，PJ O'Clair 就开始投身于健身行业。2000 年之后，她第一次欣赏到了筋膜的结构。当时她正在与 Gil Headley 和 Todd Garcia 一起在波士顿塔夫茨医学中心的实验室进行解剖。PJ 被她手术刀下的滑动层所吸引，于是开始构思建立一个强调身体筋膜的运动课。PJ 是一位受人尊敬的普拉提和瑜伽老师，她知道她需要将这两个体系的某些理念引入到新的技术中，而这项新技术看起来和这两者都不像。她还想到，如果把音乐和正念运动融入其中也会有不一样的效果。

这使得她与多次获得拉丁格莱美奖的作曲家 Kike Santander 合作。Santander 的观点是将他的禅意音乐与 PJ 及其项目团队精心编排的动作结合在一起，并带入健身行业中。他们共同合作发明了名为“禅伽（ZEN·GA®）”的正念运动项目。

Merrithew™ 筋膜运动（Merrithew Fascial Movement，MFM）是禅伽的进化版本。禅伽更侧重于使筋膜更柔软、更放松。而 MFM 将最新的研究结果融入其中，从而提高筋膜的弹性和本体感觉。MFM 可以增强筋膜并增加筋膜的张力，也可以对其进行重塑。

方法：MFM 的基础包括 4 个筋膜运动变量：反弹、感觉、扩张和水合。

反弹：反弹力求在有节奏的动作中发展出弹性的、不费力的运动。通过使用预张力、反冲力和拉伸 - 缩短循环来提高浅层和深层内脏筋膜的这种能力。当然，音乐也扮演着重要的角色。它们有加强筋膜并使其重塑的作用。

感觉：使用不同质地、不同触感和不同弹性的弹力带触发多种神经感觉，可以刺激本体感觉和内感受。呼吸意识也起着关键作用。

扩张：扩张可以主动探索力的传递，促进更好的组织滑动和液体流动。呼吸意识再次发挥了关键作用，特别是在使用液压胀形来激活更好的核心稳定性的过程中。伸体呵欠（全身性伸展）贯穿于扩张的始终。

水合：水合通过增强滑动和水合作用，帮助实现最佳的力的传递，从而改善运动功能。水合通过使用柔软而坚固的泡沫轴和按摩球来“浸入并挤压”筋膜组织。水合也可促进毛细血管内的血液流动，从而改善动脉血流和静脉回流。

实践：MFM 是通过小组和一对一的方式来教授的。从讲师的角度来看，MFM 可以有无数种不同的课程方案。一旦理解了 MFM 的核心概念，就可以将它们整合到任何级别的运动、健身训练或体育项目中。

欲了解更多内容，请详见：http://merrithew.com/

肌筋膜触发点疗法

起源：肌筋膜触发点疗法是由 Janet Travell 博士发明的。Travell 是一名年轻的医师，发现许多患有肺病的患者都会主诉肩部和手臂疼痛。Travell 博士通过对胸部、手臂和肩部进行触诊，发现了激痛区的存在（Travell，1968）。她沿着这些疼痛部位找到了触发点，即位于紧绷的骨骼肌内的高应激性结节（Travell et al，1999a），也可以将其通俗地称为肌肉结。

Travell 博士不久之后就放弃了心脏病学专业，并开始专注于对这些肌肉结的病因学研究。她与 David Simons 博士合作，对触发点及其相关的牵涉痛（触发点附近区域的疼痛）进行了详尽的图案记录。这些信息可以在他们所著的、分为两卷、2000 多页的《肌筋膜疼痛和功能障碍》（*Myofascial Pain and Dysfunction*）中找到（Travell et al.，1999a，1999b）。

触发点可能是潜在的。也就是说，有些人可能存在触发点，但是没有疼痛表现（就像是存在椎间盘问题，但没有疼痛的那类患者一样）。研究表明，活跃的触发点附近存在着与疼痛、炎症和细胞间信号有关的生物化学因素（Shah et al.，2008）。

方法：肌筋膜触发点疗法的基本方法是由治疗者的手指、手掌、手臂，甚至肘部来进行缺血性压迫。治疗师加压到开始感到第一层阻力，然后保持压力直到触发点开始变软。通常情况下，患者和治疗师均可以感受到这种变软的感觉。触发点也可以用类似于针灸的方式来治疗，即干针疗法。

实践：尽管很多时候治疗师在进行触发点治疗时也会使用其他辅助疗法，但是毫无疑问，触发点治疗师通常都具备高水平的触诊技能。对于找到紧绷带和触痛结节的确切位置，同时提供适当的压力以获得预期的效果而不会引起更多的疼痛，高水平的触诊技能是必要条件。各种与拉伸有关的治疗也是康复过程的一部分。

欲了解更多内容，请详见：National Association of Myofascial Trigger Point Therapists（http://myofascialtherapy.org/）

结构整合疗法

起源：结构整合疗法（Structural Integration，SI）是由 Ida Rolf 发明的。当 Ida 还是个孩子时，她曾被马重重地踢了一脚，在那之后她就患上了肺炎并且出现了严重的发热。经过一位来自蒙大拿州的整骨治疗专家的脊椎松动治疗后，她恢复了健康和活力（Love，2011）。就在美国女性获得选举权 1 年之后，Ida 于 1921 年毕业于哥伦比亚大学，获得有机化学博士学位。她后来成为第一位在洛克菲勒基金会担任研究职位的女性（Jacobson，2011）。

Ida 在纽约奈亚克的克拉克镇乡村俱乐部里发现了哈他瑜伽（Hatha yoga），并且成为它的终身信徒。她在欧洲学习顺势疗法，并且受到了身体先驱者 Alfred Korzybski、Hubert Godard，以及包括 William Sutherland 在内的许多整骨治疗师的强烈影响。20 世纪 50 年代，她开始在英国梅德斯通的欧洲骨病学院讲授她的第一个有关结构动力学的实际操作课程。后来她将这种治疗方法重新命名为“结构整合疗法”。

方法：结构整合疗法的重点是在重力场中重新组织身体结构，以实现更好的平衡状态、正确的身体排列和轻松运动的状态。换句话说，其目标是把身体恢复到一个重力能让你感到轻松、愉悦而不是疲惫、沮丧的状态。这一过程的重点是将筋膜看作一种主要的结构器官，并将静态的姿势检查作为常规。

结构整合疗法包括具有特定生理目标的 10 个疗程，这是一组由 Ida Rolf 设计的重复序列，被称为“处方”。每个疗程的确切顺序都是根据患者个体独特的不对称性而定。这 10 个疗程的最主要的目标是通过身体的生物弹性来达到一个平衡的张力水平或肌肉紧张度。通过与 Dorothy Nolte 和 Judith Aston 的合作，Rolf 还发明了一种基于移动的练习来作为结构整合疗法的补充。

筋膜变化是由缓慢的、徒手操作的筋膜和肌筋膜释放产生的，患者自己进行的缓慢伸展和在引导下的运动也能使筋膜发生变化。

实践：实际的操作方案各不相同。一些医师将结构整合疗法看作一个循序渐进的重组和对人体基本运动的再教育过程。另外一些人则把这个基本的处方作为治疗各种慢性疼痛和肌肉骨骼疾病的基础。

不同的学校有不同的方法。例如，海勒疗法（Hellerwork®）有一种模式，旨在解决患者的心理情感问题和生物力学方面的问题。动作肌筋膜融合（Kinesis Myofascial Integration，KMI）则是根据解剖列车的力传递模式而产生的一套严密的解剖学方法。

值得注意的是，“结构整合”是一种通用的术语。Rolfing® 按摩疗法、海勒疗法（Hellerwork®）及 KMI 都是受到结构整合疗法的影响而形成的特定体系。虽然其基础都是一样的，但是每种治疗方法的表现形式不一样。

欲了解更多内容，请详见：International Association of Structural Integrators®（http://www.theiasi.net/）

内脏松弛术

起源：内脏松弛术（Visceral Manipulation，VM）是由法国整骨治疗师和物理治疗师 Jean-Pierre Barral 发明的。作为一名年轻的物理治疗师，Barral 发现简单地揉捏器官可以在一定程度上缓解疼痛（Barral，2008）。在当时，骨科医师对器官推拿的关注度不如脊柱推拿，所以对 Barral 来说，这是一个开放的、广阔的领域。

他将这种治疗方法应用于慢性消化不良、尿失禁、偏头痛、反流性疾病和肠易激综合征等疾病，并详细记录了他的治疗方法和治疗结果。其记录结果逐渐呈现出一致性。这项由 Barral 发明并完善的治疗方法现已成为欧洲所有整骨治疗学院的标准课程的一部分。

方法：内脏松弛术的原理是，器官固有的生理性运动是器官功能的基础。

内脏的移动：内脏的移动即内脏对随意运动（如步行、跑步、弯腰和呼吸时膈肌的上下运动等）做出的应答动作。如果器官的韧带受限或者器官在浆膜内不能滑动（这可能是由腹部手术后的瘢痕组织所致），其功能可能会受限。内脏受限也可以表现为神经肌肉性疼痛，如只发生于右肩的慢性疼痛与肝脏的镰状韧带有关（Barral，1991）。

内脏的运动：内脏的运动是器官固有的主动运动。内脏的运动周期分为两相：接近和远离身体的中线。内脏运动是一种缓慢的、低幅度的活动，只能通过非常敏感的触诊进行评估。Barral 承认内脏运动没有一个科学的解释，但他通过 40 多年的临床触诊认识到了它的存在。他推测内脏运动可能与颅骶节律存在一定的关联。

内脏松弛术是用手进行一种柔和的按压。通常，这项技术需要用到缓慢的、引导性的牵伸。

实践：内脏松弛术通常都很温和，以适应组织的敏感性。每次治疗一般持续

40~60 分钟，两个疗程之间一般间隔数周。慢性问题可能需要治疗频率更高一些，并且有时需要指导患者学会自我治疗。

欲了解更多内容，请详见：http://barralinstitute.com/

阴瑜伽

起源： 20 世纪 70 年代末，西方引进了阴瑜伽（Yin yoga），这归功于瑜伽师和武术家 Paulie Zink。阴瑜伽起源于道教瑜伽，其体式（瑜伽姿势）的保持时间比传统的哈他瑜伽更长。Paul Grilley 和 Sarah Powers 在美国进一步推广了这种瑜伽形式。Paul 为这种瑜伽形式赋予了更坚实的解剖学基础。Sarah 则在其中增加了更多的传统中医理念，包括一些通过经络来增加“气”的序列。

方法： 大多数形式的瑜伽都能锻炼筋膜（为什么它们不能呢？），因此往往可以提高机体的活力和阳气——阴瑜伽则节奏更慢，更具冥想特性。慢节奏被认为可以实现内心的平静和其他精神方面的作用。虽然阴瑜伽的体式与其他形式的瑜伽相似，但它们往往有着不同的名称，而且被改良后只涉及尽可能少的肌肉运动。人们认为正是这种体式的特点和持续时间对结缔组织产生了有利的影响，并提高了筋膜的水合程度。

实践： 阴瑜伽课程的作用和其他瑜伽课程很像，但阴瑜伽的体式通常需要保持 5 分钟或更长时间，这取决于所选的姿势。因此，阴瑜伽课程的姿势比哈他瑜伽课程要少。其目标是被动牵伸和增加灵活性。

欲了解更多内容，请详见延伸阅读。

参考文献

Barral J-P (1991) The Thorax. Seattle, Washington: Eastland Press.

Barral J-P (2008) Has your liver been liberated? TIME Magazine, May 16.

Bertolucci L F (2011) Pandiculation: Nature's way of maintaining the functional integrity of the myofascial system? J Bodyw Mov Ther. July; 15 (3): 268–280.

Chaitow L (ed.) 2014 Fascial Dysfunction: Manual Therapy Approaches. Edinburgh, UK: Handspring Publishing.

Chaudry H, Schleip R, Ji Z et al. (2008) Three-dimensional mathematical model for deformation of human fasciae in manual therapy. J Am Osteopath Assoc. August; 108 (8): 379–390.

Deng L Y, and Cheng X (1996) Chinese Acupuncture and Moxibustion, 4th Printing. Foreign Language Press, Beijing, China.

Ernst E (2009) Acupuncture: What does the most reliable evidence tell us? J Pain Symptom Manage. April; 37 (4): 709–714.

Jacobson E (2011) Structural integration: Origins and development. J Altern Complement Med. September; 17 (9): 775–780.

Järvinen T A, Józsa L, Kannus P et al. (2002) Organization and distribution of intramuscular connective tissue in normal and immobilized skeletal muscles. An immunohistochemical polarization and scanning electron microscopic study. J Muscle Res Cell Motil. 23 (3): 245–254.

Kjaer M, Langberg H, Heinemeier K et al. (2009). From mechanical loading to collagen synthesis, structural changes and function in human tendon. Scand J Med Sci Sports. August; 19 (4): 500–510.

Kram R and Dawson T J (1998) Energetics and biomechanics of locomotion in red kangaroos (*Macropus rufus*). Comparat Biochem Physiol. Part B, 120: 41–49.

Langevin H M (2013) The science of stretch. The Scientist. May 1. Available: http://www.the-scientist.com/?articles.view/articleNo/35301/title/The-Science-of-Stretch/ [May 9, 2017].

Langevin H M, Bouffard N A, Fox J R et al. (2011) Fibroblast cytoskeletal remodeling contributes to connective tissue tension. J Cell Physiol. May; 226 (5): 1166–1175.

Langevin H M, Churchill DL and Cipolla M J (2001) Mechanical signaling through connective tissue: A mechanism for the therapeutic effect of acupuncture. FASEB J. October; 15 (12): 2275–2282.

Langevin H M, Konofagou E E, Badger G J et al. (2004) Tissue displacements during acupuncture using ultrasound elastography techniques. Ultrasound Med Biol. 30 (9): 1173–1183.

Langevin H M and Yandow J A (2002) Relationship of acupuncture points and meridians to connective tissue planes. Anat Rec. December; 269 (6): 257–265.

Love R (2011) The Great OOM: The Mysterious Origins of America's First Yogi. London, UK: Penguin Books: 286–287.

Magnusson S P, Langberg H and Kjaer M (2010) The pathogenesis of tendinopathy: Balancing the response to loading. Nat Rev Rheumatol. May; 6 (5): 262–268.

Meltzer K R, Cao T V, Schad J F et al. (2010) In vitro modeling of repetitive motion injury and myofascial release. J Bodyw Mov Ther. April; 14 (2): 162–171.

Müller D G and Schleip R (2012) Fascial fitness: Suggestions for a fascia-oriented training approach in sports and movement therapies. In: Schleip R, Findley T W, Chaitow L, Huijing P A (eds) Fascia: The Tensional Network of the Human Body. Elsevier: 467–468.

Sanjana F, Chaudhry H and Findley T (2016) Effect of MELT method on thoracolumbar connective tissue: The full study. J Bodyw Mov Ther. January; 21 (1): 179–185.

Sawicki G S, Lewis C L and Ferris D P (2009) It pays to have a spring in your step. Exerc Sport Sci Rev. July; 37 (3): 130–138.

Schleip R (2012) Plenary lecture, Third International Fascia Research Congress, Vancouver, BC.

Schleip R and Müller D G (2013) Training principles for fascial connective tissues: Scientific foundation and suggested practical application. J Bodyw Mov Ther. January; 17 (1): 103–111.

Servan-Schreiber D (2005) The Instinct to Heal: Curing Depression, Anxiety and Stress Without Drugs and Without Talk Therapy. Rodale Books.

Shah J P and Gilliams E A (2008) Uncovering the biochemical milieu of myofascial trigger points using in vivo microdialysis: An application of muscle pain concepts to myofascial pain syndrome. J Bodyw Mov Ther. October; 12 (4): 371–384.

Staubesand J, Baumbach K U K and Li Y (1997) La structure fine de l'aponévrose jambière. Phlebol. 50: 105–113.

Travell J G (1968) Office Hours: Day and Night: The Autobiography of Janet Travell, M.D. New York: World Publishing Co.

Travell J G and Simons D G (1999a) Myofascial Pain and Dysfunction: The Trigger Point Manual, Volume 1: The Upper Body. Baltimore, MD: Lippincott, Williams & Wilkins.

Travell J G and Simons D G (1999b) Myofascial Pain and Dysfunction: The Trigger Point Manual, Volume 2: The Lower Body. Baltimore, MD: Lippincott, Williams & Wilkins.

延伸阅读

Avison J (2015) Yoga: Fascia, Anatomy and Movement. Edinburgh, UK: Handspring Publishing.

Barral J-P and Mercier P (2006) Visceral Manipulation, 1st revised edition. Seattle, Washington: Eastland Press.

Clark B (2012) The Complete Guide to Yin Yoga: The Philosophy and Practice of Yin. White Cloud Press.

Earls J (2014) Born to Walk: Myofascial Efficiency and the Body in Movement. Chichester, UK: Lotus Publishing and Berkeley, California: North Atlantic Books.

Frederick A and Frederick C (2014) Fascial Stretch Therapy™. Edinburgh, UK: Handspring Publishing.

Gawande A (2003) Complications: A Surgeon's Notes on an Imperfect Science. New York, NY: Picador.

Grilley P (2012) Yin Yoga: Principles & Practice, 10th Anniversary Edition. Ashland, Oregon: White Cloud Press.

Miller J (2014) The Roll Model. Las Vegas, Nevada: Victory Belt Press.

Powers S (2009) Insight Yoga. Boston, Mass.: Shambhala Publications.

Rolf I P (1989) Rolfing: Reestablishing the Natural Alignment and Structural Integration of the Human Body for Vitality and Well-Being. Rochester, Vermont: Healing Arts Press.

Schleip R (ed.) (2015) Fascia in Sport and Movement. Edinburgh, UK: Handspring Publishing.

Street V P (2014) Janet Travell, M.D.: White House Physician and Trigger Paint Pioneer. Blurb®.

术 语

筋膜研究会（Fascial Research Congress）总结了以下经常在筋膜研究中使用的术语。

肌动蛋白（actin）是许多真核细胞中一种常见的蛋白质。它聚合形成微丝，微丝具有一系列功能，包括调节收缩力、运动性、胞质分裂、吞噬作用、黏附、细胞形态，以及提供结构支撑。

粘连（adhesions）是身体内两个表面之间形成的类似于瘢痕的带状结构。

粘连性关节囊炎（adhesive capsulitis）是一种炎症性疾病，它限制了肩部的运动，通常被称为“冻结肩”。

α_1- 抗胰蛋白（alpha-1-antitrypsin）是一种糖蛋白，通常被认为是血清胰蛋白酶的抑制剂，能够抑制多种蛋白酶。它保护组织免受炎症细胞分泌的酶（尤其是弹性蛋白酶）的破坏。弹性蛋白酶浓度的增加会引起急性炎症。在不存在 α_1- 抗胰蛋白酶的情况下，弹性蛋白酶可以自由地分解弹性蛋白。

α- 平滑肌肌动蛋白（alpha smooth muscle actin）是 6 种已知肌动蛋白中的 1 个亚型，具有平滑肌细胞的特点。α- 平滑肌肌动蛋白不仅存在于器官组织中，也存在于成纤维细胞中。在成纤维细胞中，α- 平滑肌肌动蛋白在黏着斑成熟和抑制细胞运动方面起着重要的作用。

腱膜（aponeurosis）是一种薄而扁、类似于肌腱的筋膜扩张结构，在形成肌肉与骨骼或其他肌肉的连接，以及形成围绕肌肉的肌鞘方面起着重要作用。

细胞凋亡（apoptosis）是单个细胞发生细胞死亡的一种形态学模式，其特点是细胞收缩、染色质凝聚、胞质内形成空泡，细胞分裂成膜包裹的凋亡小体，后者会被吞噬细胞吞噬。这是细胞数量调节中一种细胞减少的机制。

星形胶质细胞（astrocytes）是一种外胚层来源的神经胶质细胞，其特征是纤维性、原浆性或者原浆 - 纤维性的突起，这些类型的细胞被统称为星形胶质细胞。

腺苷三磷酸（ATP）是一种由腺苷衍生的核苷酸，它为细胞提供大量的能量，用于各种生化过程，其中包括肌肉收缩和糖代谢。

基膜（basement membrane）是一层无定形的细胞外基质，上皮细胞的基底面附着在其上；其他与基膜相关的细胞和组织包括肌细胞、施万细胞、脂肪细胞和毛细血管。这层膜被插入在细胞及其下方的结缔组织之间。基膜分为 2 层：基板和网板，由Ⅳ型胶原蛋白（为基膜特有的胶原蛋白）、层黏连蛋白、纤连蛋白和硫酸类肝素蛋白多糖组成。

基板（basal lamina）是基膜中与细胞层基底面相邻的那一层，由一层高电子密度板和一层低电子密度透明膜状结构构成。

良性关节过度活动综合征（benign joint hypermobility syndrome），即Ⅲ型埃勒斯－当洛斯综合征（Ehlers-Danlos syndrome），是一种常染色体显性遗传病，以关节过度活动伴皮肤轻度异常为特征。

缓激肽（bradykinin）是在各种炎症条件下激酶系统活化产生的一种九肽。它是一种强效的血管舒张剂，而且可以增加血管的通透性，刺激痛觉感受器，还可引起多种血管外平滑肌收缩。

降钙素基因相关肽（calcitonin gene-related peptide）是一种由降钙素基因编码并由37个氨基酸构成的多肽，可作为一种有效的血管舒张剂和神经递质。它广泛地分布在中枢神经系统和周围神经系统，也存在于肾上腺髓质和胃肠道内。

钙调蛋白结合蛋白（caldesmon）分为两种亚型：一种存在于平滑肌中，其分子量较大，可以与肌动蛋白和原肌球蛋白结合，阻止肌动蛋白与肌球蛋白的连接，从而抑制肌肉收缩；另一种存在于非肌肉组织和细胞中，其分子量较小，在调节微丝网络方面起着重要作用。

辣椒素（capsaicin）是一种对皮肤和黏膜有刺激性的生物碱。它是辣椒中辛味的有效成分，可用于对抗局部刺激和镇痛。

软骨（cartilage）是一种特殊的纤维结缔组织，是构成胚胎临时性骨骼的主要成分，为大部分骨骼提供发育模型，是有机体生长过程中的一个重要部分。它分为多种类型，最重要的是透明软骨、弹性软骨和纤维软骨。

细胞迁移（cell migration）是多细胞生物发育和维持过程中的中心环节。无论是胚胎发育、创伤愈合，还是免疫应答，其中的组织形成过程都要求细胞朝向特定的位置和方向进行有序的运动。

细胞信号转导（cell signaling）是一个细胞接收某些外部化学信号（如激素）或物理信号并做出相应反应的过程，通过细胞膜上的特定受体接受信息，将信号跨细胞膜传输至细胞内，随后诱导其他信号分子的细胞内链，从而刺激产生一个特定的细胞反应。

成软骨细胞（chondroblasts）是未成熟的软骨细胞，可产生软骨基质。

胶原蛋白（collagen）是含量丰富的、组成筋膜主要部分的蛋白质，它使得筋膜具有强度和柔韧性。胶原蛋白至少存在 14 种类型，每一种都是由三重螺旋结构的原胶原单位组成，但不同类型之间在成分上有少许不同。这些类型存在于不同的组织、阶段或功能活动中。在某些类型的胶原蛋白（包括最常见的 I 型胶原蛋白）中，原胶原蛋白杆状体相互连接形成原纤维或纤维；在其他类型中杆状体不是纤维状的，但与胶原纤维有关；另外它们也可形成非纤维性、非周期性但有一定结构的网络。

成胶原细胞（collagenoblasts）是来源于成纤维细胞的细胞。随着它们的成熟，它们可以产生胶原蛋白。它们可以转化形成软骨和骨，也可在慢性炎症部位增殖。

筋膜室综合征（compartment syndrome）是指筋膜室中的神经和血管被压迫，导致血流受阻、肌肉和神经损伤而出现的疾病。

连接子蛋白（connexin）是构成连接子的主要蛋白成分，连接子是缝隙连接的功能单位。

蠕变（creep）是指在施以一定程度的压力并维持一段时间后，组织发生时间依赖的永久性变形的趋势。

细胞因子（cytokines）是一种非抗体类蛋白质的总称，是由一个细胞群（例如已接触抗原的 T 淋巴细胞）在与特定抗原（细胞间的介质）接触后产生的，其产生过程与免疫反应类似。

细胞骨架（cytoskeleton）是细胞质中明显的内部强化结构，包括张力原纤维、终末网和其他微丝。

深筋膜（deep fascia）是致密的纤维性筋膜，它贯穿或包裹着身体内的肌肉、骨骼、神经和血管。

变形（deformation）是在形态或形式上进行调整的过程，如当红细胞通过毛细血管时所发生的形状改变。在畸形学上，变形是指一种以非破坏性的机械力导致身体形态或结构位置异常为特征的结构缺陷。

分化型成肌纤维细胞（differentiated myofibroblast）是指表达 α- 平滑肌肌动蛋白的成肌纤维细胞。

埃勒斯 – 当洛斯综合征（Ehlers-Danlos syndrome）是一组发生于结缔组织的遗传病，根据其临床特点及遗传学、生物化学方面的特征至少分为 10 种类型。这些亚型的严重程度从轻微到致命不等，且遗传方式可以为常染色体隐性遗传、常染色体显性遗传或者伴 X 染色体隐性遗传。主要临床表现包括皮肤和关节可过度伸展、易淤血，组织脆弱、易出血、创伤修复能力差、钙化性皮下结节及假瘤形成。某些亚型的患者还会出现心血管系统、胃肠道、骨骼或视力方面的缺陷。

弹性蛋白（elastin）是一种黄色的硬蛋白，是黄色弹性结缔组织的基本成分之一。在干燥状态下，弹性蛋白是易碎的；而在潮湿状态下，它富有弹性。

电子显微镜（electron microscopy）是一种通过电子对标本进行显示的成像技术。与光学显微镜相比，电子显微镜具有更高的放大倍率和分辨能力，其放大倍率最高可达 200 万倍，而光学显微镜的放大倍率最高只有 2000 倍左右。因此，电子显微镜能够用于观察更微小的物体及这些物体内更多的细节。不同于光学显微镜需要用玻璃透镜来聚焦，电子显微镜用静电透镜和电磁透镜来控制标本的照明和成像。

肌内膜（endomysium）是覆盖单根肌纤维的筋膜层。

神经内膜（endoneurium）是周围神经最内层的筋膜层，在神经鞘外构成每根神经纤维的间质层。

腱内膜（endotenon）是肌腱内的一种薄筋膜，包裹着每一根胶原原纤维和每一根胶原纤维，并将初级纤维、次级纤维及三级纤维捆绑在一起。

内皮（endothelium）是一层上皮细胞，内衬于心腔、血管腔和淋巴管腔，以及人体的浆膜腔表面。

脑啡肽（enkephalins）是两种简单的五肽的总称，在大脑和脊髓的多个部位充当神经递质或神经调节物质，并在痛觉、运动、情绪、行为和神经内分泌调节方面发挥作用。它们还存在于神经丛和胃肠道的外分泌腺中。

嗜酸性筋膜炎（eosinophilic fasciitis）是一种发生于四肢的筋膜炎，可伴有嗜酸性粒细胞增多、水肿和肿胀。其病因尚不明确，但是经常发生于剧烈运动之后。又称舒尔曼综合征（Shulman's syndrome）。

肌外膜（epimysium）是覆盖在整块肌肉表面的筋膜层。

神经外膜（epineurium）是周围神经最外面的一层筋膜，环绕着整根神经并包绕着其供应血管和淋巴管。

腱鞘（epitenon）是一个纤细的疏松结缔组织鞘，覆盖着整根肌腱。

细胞外基质（extracellular matrix）是指细胞内产生并分泌到组织内细胞外间隙中的所有物质。它以基质和纤维的形式存在，主要由纤维成分、与细胞黏附有关的蛋白质、糖胺聚糖及其他分子组成。它是一个用于支撑组织的支架，其形状和成分决定着其特性。对于上皮组织，它还包括基膜。

筋膜（fascia）是结缔组织中的软组织成分。它贯穿和包裹着肌肉、骨骼、器官、神经、血管和其他结构。筋膜是一种连续的三维网状组织，从头部延伸到脚趾，从身体前侧延伸到身体后侧，从身体内部延伸到身体表面。它负责维护结构的完整性，并为相应结构提供支持和保护。作为减震器，筋膜对于血流动力学和生化过程起着重要作用。它还为细胞间的交流提供了基质。在损伤发生后，筋膜可为组织创造修复环境。筋膜包括致密而平坦的筋膜（如阔筋膜），以及关节囊、器官囊、肌间隔、韧带、支持带、腱膜、肌腱、肌筋膜、神经筋膜和其他纤维胶原组织。

筋膜源性（fasciagenic）是指来源于筋膜或由筋膜引起的一种状态。

筋膜切开术（fasciotomy）是指将筋膜切开或横向切断的外科手术，常用于对筋膜室综合征的病变部位进行减压。

成纤维细胞（fibroblasts）是扁而长的筋膜细胞，在末端形成胞质突起，有一个扁平、椭圆形的泡状细胞核。成纤维细胞能分化形成成软骨细胞、成胶原细胞、成骨细胞和肌成纤维细胞，参与构成机体内的纤维组织，包括肌腱、腱膜及各种起支撑和约束作用的组织。

纤维性肌痛（fibromyalgia）是一种慢性风湿性综合征，以广泛性纤维、肌肉、肌腱和其他结缔组织疼痛为特征。疼痛的肌肉无肌力减弱。本病病因未明，但睡眠质量差可能是重要的发病原因。

纤维黏连蛋白（fibronectins）是几种有关联的黏附性糖蛋白。其中一种存在于血浆中，发挥着调理素的作用。另一种是细胞表面蛋白，可调节细胞黏附时的相互作用。纤维黏连蛋白在筋膜中很重要，它们与胶原蛋白交联，还参与血小板的聚集。

纤维膜融合（fibronexus）是肌成纤维细胞的一种黏附形式。肌动蛋白穿过细胞膜，与细胞外基质样的纤维黏连蛋白和胶原相连接。

纤维化（fibrosis）是指纤维组织的形成，以修复或替换实质组织。

缝隙连接（gap junctions）是一种细胞间连接，它是位于细胞间隙处的一个狭窄部分（约 3nm），其中包含通道或孔洞，这些孔洞是由位于中间腔（连接子）周围的跨膜蛋白呈六角形排列而成，离子和小分子（如大多数的糖、氨基酸、核苷酸、维生素、激素、环腺苷酸等）可以从中通过。在可兴奋组织中，这些缝隙连接通过离子电流来传递电脉冲，故被称为电紧张突触（electrotonic synapsse）。

黏多糖（glycosaminoglycans）是由N-乙酰氨基己糖和己糖（或己糖醛酸）组成的多种高分子线性杂多糖的总称，其一侧或双侧的残基可能发生硫酸化。这类化合物包括硫酸软骨素、硫酸皮肤素、硫酸乙酰肝素、肝素、硫酸角质素和透明质酸。除肝素外，其他几种都可参与构成蛋白聚糖。

高尔基受体（Golgi receptors）是存在于致密的固有筋膜、韧带、关节囊和肌肉–肌腱连接处周围（高尔基腱器）的机械感受器。

测角器（goniometer）是测量关节轴线和关节活动度的工具。

肉芽组织（granulation tissue）是在伤口愈合过程中取代纤维蛋白凝块的被灌注的结缔组织基质。成纤维细胞负责产生和修复肉芽组织的细胞外基质。

透明质酸（hyaluronan，hyaluronic acid）是一种黏多糖，是滑液、玻璃体、软骨、血管、皮肤和脐带的细胞外基质的一部分。它和润滑素（lubricin）一起维持细胞外基质的黏度，使特定的组织具有必要的润滑特性。

活动过度（hypermobility）是指某个关节的活动度大于正常范围，这可能发生于正常健康个体，也可能是关节不稳定的征象。也被称为松弛（laxity）。

张力过高（hypertonia）是指骨骼肌的张力过高，这增加了它们对被动拉伸的抵抗力。

肥大（hypertrophy）是指某个器官或部分，因其组成细胞的体积增大而出现膨大或过度生长。

滞后（hysteresis）是指系统不会立刻对施加给它们的力做出反应，而是缓慢地做出反应，或者无法完全恢复到它们原来的状态的一种性质。

整合素（integrins）是指由非共价键连接的两种多肽链（α 链和 β 链）组成的异二聚体。作为细胞黏附受体，整合素负责介导细胞之间、细胞与细胞外基质之间的相互作用。

白细胞介素（interleukin）是一组由各种各样的淋巴细胞和非淋巴细胞产生的、具有多种不同功能的细胞因子的总称。至少有一部分细胞因子在淋巴细胞增殖系统中发挥作用。起初人们认为，细胞因子主要由白细胞产生，并主要作用于白细胞。

组织间液（interstitial fluid）是一种细胞外液，它浸润着大部分组织细胞，但不存在于血管或淋巴管内，也不是跨细胞液。它通过毛细血管的过滤作用形成，并以淋巴的形式排出。其体积相当于细胞外液量减去淋巴量、血浆量和跨细胞液量。

激肽（kinins）是血液中的一类蛋白质，可以影响特定的肌肉收缩和血压（尤其是低血压），促进全身血液的流动，增加小的毛细血管的通透性，以及刺激痛觉感受器。

板状伪足（lamellipodia）是细胞质延伸形成的纤薄结构，它形成了与细胞基质的短暂连接，并且可以轻微摇摆，使细胞沿着基质移动。

层黏连蛋白（laminin）是基膜的一种黏附性糖蛋白成分。它可与硫酸乙酰肝素、Ⅳ型胶原蛋白和特定的细胞表面受体结合，并参与上皮细胞与皮下结缔组织的连接。

韧带（ligament）是连接骨骼或支持内脏的筋膜带。一些韧带是明显的纤维性结构，一些是筋膜的皱褶或硬化的腹膜折叠而成，还有一些是胎儿期血管或器官的残存结构。

赖氨酰氧化酶样蛋白1（lysyl oxidase-like protein 1）是一种负责弹性蛋白交联的酶，是与赖氨酰氧化酶关系密切的一种同系物。它通过介导与弹性蛋白原的交互作用，在引导酶沉积在弹性纤维的过程中起着重要作用。在纤维变性病活动期和乳腺癌早期的间质反应中，它与细胞外基质的重构有关。

马方综合征（Marfan syndrome）是一种结缔组织病，会导致骨骼缺陷，该病患者的特点是身材瘦高。马方综合征患者可能表现为四肢修长、蜘蛛状的手指、胸部畸形、脊椎弯曲，以及一组特殊的面部特征，包括高腭穹和牙齿拥挤。

机械感受器（mechanoreceptors）是可对机械压力或形变产生反应的感觉感受器，包括帕奇尼小体、触觉小体、梅克尔盘、鲁菲尼小体及某些间质性神经末梢。

机械传导（mechanotransduction）是指细胞将机械刺激转化为化学活动的机制。

美吡拉敏（mepyramine）是一种抗组胺药，常被用作含肌成纤维细胞组织的体外收缩剂。

形态发生（morphogenesis）是形式的进化和发展，例如某个特定器官或身体内某一部分的形状的形成。

形态测定分析（morphometric analysis）是一种通过测量形态学参数，以研究生物学方面的“功能决定形式”，将生物体的形态变化映射到其功能方面的方法。

肌筋膜疼痛综合征（myofascial pain syndrome）是一种肌肉骨骼系统的慢性疼痛障碍，表现为局部疼痛或牵涉痛、活动度减小、自主现象、受累肌肉的局部抽搐反应和非萎缩性肌无力。

肌成纤维细胞（myofibroblasts）是非典型的成纤维细胞，兼具成纤维细胞和平滑肌细胞的超微结构特点。由于其应力纤维束内含有α-平滑肌肌动蛋白，且其细胞膜上的黏附位点被强化，这些细胞比一般的成纤维细胞具有更大的收缩潜力。

肌球蛋白（myosin）是肌肉中含量最丰富的蛋白质，主要存在于A带内。它与肌动蛋白一起负责肌肉的收缩和放松。肌球蛋白具有酶的性质，是一种ATP酶。它是肌纤维中粗肌丝的主要成分。

神经矩阵（neuromatrix）是大脑神经元的一个虚构网络，除了能对感官刺激产生反应之外，还可以持续产生脉冲式的神经信号，以表明身体是完整和明确无误的。

神经病（neuropathy）是指周围神经系统的功能紊乱或病理改变。

神经可塑性（neuroplasticity）是指大脑的组织结构会随着阅历而不断发生变化。

痛觉感受器（nociceptors）是感知物理性刺激、机械性刺激、热刺激、电刺激或化学性刺激引起的疼痛的受体。

成骨细胞（osteoblasts）是由成纤维细胞产生的、与骨的生成有关的细胞。

成骨不全（osteogenesis imperfecta）是一种由于遗传缺陷影响Ⅰ型胶原，导致骨骼极其脆弱的先天性疾病，又称脆骨病。

催产素（oxytocin）是一种由下丘脑大细胞神经元分泌的九肽，并与血管加压素一起储存在神经垂体中。它促进子宫的收缩和乳汁的排出，在分娩的第二产程中发挥作用，在男性和女性性高潮时也可被释放。在大脑中，催产素调节人体的昼夜节律，如体温、活动水平和觉醒程度，并参与社会认知、人际交往和信任的形成。

帕奇尼小体（Pacinian corpuscles）是筋膜内薄层状或板层状、有被囊的神经末梢，对压力、振动、运动加速很敏感。

肌束膜（perimysium）是将10~100根（也可更多）单个肌纤维包裹成束的筋膜。

神经束膜（perineurium）是周围神经的中间筋膜层，包绕着每条神经纤维束。

腱鞘（peritenon）是滑膜鞘内肌腱的外筋膜层。

阴茎纤维性海绵体炎（Peyronie disease）是一种筋膜增厚使阴茎变形，导致阴茎勃起时形状扭曲的疾病。

压电性（piezoelectric）是指某些材料在受到机械应力时产生电势的能力。

跖筋膜炎（plantar fasciitis）是指足底筋膜的炎症状态。

跖部纤维瘤病（plantar fibromatosis）是指足底筋膜深层形成的纤维性瘤状结节，表现为单个或多个结节状肿物，有时伴有疼痛，但通常不会出现挛缩。

压痛计（pressure algometer）是一种测量机械性疼痛阈值的仪器。

预应力（pre-stress）是指内源性的张力。

前胶原（procollagen）是胶原的前体分子，在成纤维细胞、成骨细胞等细胞内合成，并在细胞外形成胶原。

本体感觉（proprioception）是由肌肉和筋膜中感觉神经末梢介导的感觉，它提供有关身体运动和位置的信息。

蛋白聚糖（proteoglycans）是存在于筋膜细胞外基质中的多糖蛋白质，主要由多糖链（尤其是糖胺聚糖）组成，也包括其他可形成大分子复合物的小分子蛋白成分，如蛋白聚糖、透明质酸和纤维基质蛋白（例如胶原）。它们也参与阳离子（比如 Na^{+}、K^{+}、Ca^{2+}）和水的结合，并可通过基质调节分子的运动。研究证实，它们可以影响蛋白质的活性和稳定性，以及基质内的信号分子。

原肌成纤维细胞（proto-myofibroblasts）即不含 α-平滑肌肌动蛋白的肌成纤维细胞，可以通过应力纤维的存在而与成纤维细胞相区分。

伪足（pseudopodium）是一种临时的细胞质膨出，变形虫或变形虫样的有机体或细胞借助伪足来移动或吞噬食物。伪足有 4 种类型：轴足、丝状伪足、叶状伪足和网状伪足。

网状纤维（reticular fibers）是由Ⅲ型胶原组成的筋膜纤维，形成了淋巴组织和骨髓组织的网状结构，也存在于腺器官、皮肤乳头层和其他部位的间质组织内。

支持带（retinaculum）是指用于固定器官或组织，使其保持在原位的增厚的筋膜带。

鲁菲尼神经末梢（Ruffini endings）是一种缓慢适应持续性压力感觉的环层小体。

硬化（sclerosis）是由炎症、筋膜增厚或组织间液相关性疾病导致的硬结或硬化。

血清素（serotonin）即 5-羟色胺，是一种单胺血管收缩剂，在肠道嗜铬细胞、中枢神经元或周围神经元中合成。身体内多种组织中存在高浓度的 5-羟色胺，这些组织包括肠黏膜、松果体和中枢神经系统。

痉挛性斜颈（spasmodic torticollis）是指颈部肌肉（尤其是胸锁乳突肌和斜方肌）的间歇性肌张力障碍和痉挛，可导致颈部扭曲、头部位置不自然的扭曲姿势，又称斜颈（wry neck）。

P 物质（substance P）是一种具有神经递质和神经调节功能的短链多肽。

浅筋膜（superficial fascia）主要由疏松的网状结缔组织和脂肪组织组成，是决定身体形状的主要筋膜层。它不仅存在于皮下，还包裹着器官、腺体、神经血管束，也存在于其他多个部位。

肌腱（tendon）是指位于肌肉附着部位、呈纤维条索样的筋膜结构。

腱鞘（tendon sheath）是一种包裹着肌腱的膜性套管，它为肌腱创造了一个润滑的低摩擦环境，使之易于活动。

张拉整体（tensegrity）是指由张紧部分和压缩部分协调一致而形成的、使结构较为坚固的特性。

触变性（thixotropy）是指材料的黏度随时间而变化的特性。剪切力的作用时间越长，黏度越小。

转分化（transdifferentiation）是某种非干细胞转化为另一种细胞，或者某种已经分化的干细胞向其他类型的细胞分化的生物学过程。

转化生长因子（transforming growth factor）是指由转化细胞分泌的几种蛋白质，可刺激正常细胞的生长，但是不会引起转化。TGF-α 可结合表皮生长因子受体，也可以刺激微血管内皮细胞的生长。TGF-β 存在一些亚型，它们都存在于造血组织中，可刺激伤口的愈合，并可在体外拮抗淋巴组织和骨髓的生成。

原胶原蛋白（tropocollagen）是胶原蛋白的基本结构单位，由 3 条多肽链组成，呈螺旋状结构。每条链由 1000 个左右的氨基酸组成，3 条肽链相互缠绕，形成螺旋状结构，并通过内部及肽链之间的共价键来维持结构的稳定。它富含甘氨酸、脯氨酸、羟脯氨酸和羟赖氨酸，后两种氨基酸很少存在于其他蛋白质中。

原弹性蛋白（tropoelastin）是弹性蛋白的前体。

原肌球蛋白（tropomyosin）与肌钙蛋白一起调节肌蛋白丝（肌动蛋白和肌球蛋白）的缩短。在缺乏神经冲动的肌纤维上，原肌球蛋白阻碍肌球蛋白和肌动蛋白之间的相互作用。

超声弹性成像（ultrasound elastography）是一种非侵入性的成像方法，用于测量软组织的硬度或应变，或者用于提供组织形态学或其他生物力学方面的成像信息。

液泡（vacuoles）是指在细胞质内形成的若干个小的空间或空腔。

波形蛋白纤维（vimentin filaments）是细胞骨架的中间丝，负责维持细胞的完整性。它们作为细胞骨架的支撑结构，在有丝分裂中起着重要作用；它们还聚集在细胞核周围，这可能有助于控制细胞核的位置。在含有多种中间丝的细胞中，波形蛋白纤维始终存在。

黏弹性（viscoelastic）是指材料在经历塑性变形时表现出的黏性和弹性特性。黏性材料（如蜂蜜）在应力下能抵抗剪切力，随时间推移而发生线性变化。弹性材料在被拉伸时会发生瞬间应变，当应力消除后，弹性材料也会很快恢复到原来的状态。黏弹性材料具有这两种性质，因此可表现出时间依赖性的应变。

玻连蛋白（vitronectin）是一种多功能的黏性蛋白，存在于血清和各种组织中，具有整合素、胶原蛋白、肝素、补体和穿孔素的结合位点。其功能包括调节凝血、纤溶和补体系统，并在止血、创伤修复、组织重建和癌症中发挥作用。它可与纤溶酶原激活抑制剂相结合，并可调节组织损伤部位的炎症修复过程，还可促进细胞的黏附、扩散和迁移。

沃尔夫定律（Wolff's law）是由19世纪的解剖学家和外科医师 Julius Wolff 提出的理论。该理论认为，健康的人体或动物体内的骨骼会适应它所承受的负荷。如果某块骨所承受的负荷增加了，这块骨就会进行自我重塑，使其自身变得更强壮，以抵抗所受的负荷。反之亦然：如果某块骨所承受的负荷减少了，因为新陈代谢的成本降低了，并且没有刺激使其为了维持骨量而进行重塑，这块骨将会变得脆弱。

后　记

筋膜既是一种组织，也是一个系统。这个包罗万象的概念包括了许多结构。例如，主动脉瓣、心脏的动脉、心肌和心房等都是心脏的不同结构。在描述一种新的心脏病治疗方法的效果时，如果没有详细说明治疗针对的是哪个结构或哪种功能（如射血分数），那么这将限制我们的理解，并会阻碍这种治疗方法的进一步发展。我们需要详细说明我们所针对的是哪种筋膜结构或功能，而不仅仅是“筋膜”（Langevin et al., 2009）。

下面是一些有关筋膜的补充内容。

第 1 章。筋膜不是各向同性的。当它被牵引至不同方向时，它具有不同的特性。筋膜各层的纤维沿着平行的方向延伸，很像包装胶带中的增强纤维。研究发现，人类、奶牛和山羊的筋膜层下的纤维之间成 55°（如同花园水管一样，在保持灵活性的同时能够承受压力）。其他角度的纤维分布也有其目的。我们能否从纤维的角度推断出功能呢？不管怎样，我们需要重新思考身体是如何被构成的，以及筋膜在其中所发挥的作用。

第 2 章。骨骼并不是人体内唯一的抗压结构。我们还有细胞内的微管，以及无处不在的、像气泡膜一样包裹形成的封闭的筋膜间隔室。“筋膜器官”由一个全身性的筋膜张力网构成。一连串的原纤维从细胞外基质通过整联蛋白受体和细胞膜连接到细胞核。可以把身体视为一个与肌肉和骨骼相连接的筋膜网络，这是一个有价值的理念，而不是像传统观念那样，将人体看作连接着肌筋膜的骨骼肌肉系统。

第 3 章。肩部周围组织的能量储备可以使人类的投掷时速超过 100 英里（约 160 千米），相比之下，灵长类动物的投掷时速只有 20 英里（约 32 千米）。肌肉的预收缩会拉伸结缔组织，然后所有力量集中爆发来共同完成一项运动，这项运动仅靠肌肉力量是不够的。这种能量储备分布在一种不知名的组织网络中，在进行棒球运动中的“正面投球”动作时，整个身体都参与其中。

第 4 章。筋膜这种连续性的结构分布于全身，因此，其充当了一个全身性的机械敏感性的信号系统，它在本体感觉中扮演着重要的角色。肌梭集中分布的区域正是力向肌肉周围的筋膜传递的区域。肌梭内包含着细小的肌纤维，这些肌纤维可以根据张力调节它们的长度（缩短或延长）。

第 5 章。信息通过传入纤维以 2~100 米 / 秒的速度传入大脑，或者通过筋膜的机械振动以 1500 米 / 秒的速度被传递。

第 6 章。疏松结缔组织内有 15 升的组织间液。在细胞外基质中，亲水基质周围的真皮纤维的张力可以阻止液体从毛细血管中流出。当这些纤维松弛时，黏多糖基质会膨胀并吸收液体。损伤后的数分钟内，从毛细血管流出的液体量能够增加 100 倍，从而导致水肿。

肌肉在一个厚而坚韧的筋膜层之间进行收缩会增加筋膜的压力，从而挤压血液和淋巴液，使其抵抗重力作用而发生向心性回流，还可使该筋膜间隔室内其他肌肉的收缩效率提高 15%。游泳运动员穿着紧身衣也是基于这一原理。

第 7 章和第 8 章将我们带到了我们所知的前沿领域，但我们对于筋膜诊断与治疗相关细节的认知仍很有限。我们施加的力是什么？是拉伸、压迫、剪切力、扭转、有规律的振动，还是颤动？具体方向是什么？这些力的持续时间是多久？我们的目标是使组织立即发生改变，还是改变本体感觉，还是两者兼有？修复、重塑、重建可否给我们带来远期的获益？我们是在治疗结构还是功能？我们的目的是减少未来受伤的可能吗？

运动员希望运动生理学家和训练师来帮助提升他们的表现并避免受伤。他们发现，为了提升某一种特定运动的表现（而不是增加某块肌肉的力量），最好的训练是运动本身，而且应该是全身性的运动。

这些又重新提示我们，筋膜既是一个结构，也是一个系统。

Tom Findley
美国新泽西州，蒙特克莱尔
2017 年 6 月

参考文献

CraneJD, Ogborn DI, CupidoC, et al (2012) Massage therapy attenuates inflammatory signaling after exercise-ind ucedmuscle damage. Sci Transl Med. February; 4(119): 119ra13.

Langevin HM and Huijing PA (2009) Communicating about fascia: history, pitfalls, andrecommendations. Int J Ther Massage Bodywork. December; 2(4): 3-8.